# Dieta Antiinflamatoria y Dieta FODMAP

Como mejorar tu cuerpo con una vida sana, liberarte de los síntomas de inflamación y perder peso rápidamente

Olivia De Rojas

**Aviso de exención de responsabilidad**

Tenga en cuenta que la información contenida en este libro está destinada únicamente a fines educativos y de entretenimiento. Se ha hecho todo lo posible por presentar una información exacta, actual, fiable y completa. No se establece ni se implica ninguna garantía de ningún tipo. Los lectores reconocen que el autor no se dedica a proporcionar asesoramiento legal, financiero, médico o profesional.

# Índice

# Introducción

La dieta antiinflamatoria se ha puesto de moda desde hace tiempo y se ha mantenido como una de las opciones de alimentación más sanas que puedes mantener. Seguir una dieta antiinflamatoria significa adoptar una rutina de alimentos que reduzcan la inflamación crónica en el cuerpo. Por tanto, no es una dieta que se piense para ganar o perder peso, sino que busca un objetivo sano a más largo plazo.

La inflamación crónica, si no se actúa ante ella, puede terminar en una disfunción por sí misma, dando paso a que aparezcan enfermedades como algunos tipos de cáncer, diabetes, fibromialgia, osteoporosis o enfermedades del corazón.

¿De qué se trata este tipo de dieta antiinflamatoria?

Se hace referencia a que comas alimentos con carácter antiinflamatorio, reduciendo lo máximo posible los alimentos que obligan al cuerpo a tener un efecto contrario.

La alimentación de este tipo es clave para ponerle freno a las enfermedades con elementos inflamatorios de base como las citadas anteriormente. La inflamación es un proceso natural, donde el sistema inmune responde advirtiendo de que algo no marcha bien. Si no se actúa ante esta señal de alarma, el resultado es un agravamiento de la salud.

¿Cómo se genera la inflamación?

La inflamación es una respuesta que da el sistema inmune ante la infección de microorganismos como virus, bacterias, parásitos o venenos, o por una lesión que se deriva por mucho calor, traumatismo o radiación. Es un proceso necesario para que se elimine la causa de la lesión y que la recuperación se inicie.

El proceso puede aparecer en diversas partes del organismo y ser crónico o agudo. Cuando se relaciona la inflamación a la alimentación, se suele usar el término de inflamación silenciosa, que sucede por comportamientos nutricionales inadecuados, sobrepeso, estrés y sedentarismo, entre otras causas. Todas estas situaciones terminan alterando el sistema endocrino y el metabolismo en general. La comida es el mejor medicamento que puedes encontrar.

El plan de este trabajo es que aprendas a alimentarte mejor y adoptar la dieta antiinflamatoria como modo de vida. Los alimentos antiinflamatorios son los que tienen el poder de actuar ante la inflamación. Normalmente suelen ser ricos en antioxidantes, fibra y ácidos grasos omega 3. Forman parte de la base de cualquier dieta equilibrada y sana, así que no es extraño que haya muchas frutas y verduras que podrás consumir.

Entre las frutas, hay que destacar por el poder antiinflamatorio a los cítricos, como pomelos, naranjas, limones y otros cítricos que tienen mucha vitamina C y esto ayuda a prevenir artritis inflamatoria y dolores de articulaciones.

Las cerezas son incluidas en el listado para que enfrentes la osteoartritis. Las antocianinas presentas en las frutas tienen un potente efecto antiinflamatorio. Las antocianinas son pigmentos que pueden dar otras frutas púrpuras y rojas como frambuesas, fresas, arándanos y moras. Las opciones también son ideales como desayuno antiinflamatorio.

El aguacate te ayuda a controlar los niveles de colesterol y prevenir los problemas de arterias porque contiene una grande cantidad de vitamina E, B6 y ácidos grasos monoinsaturados. Para terminar con las frutas, no se debe olvidar el tomate que es rico en licopeno, un gran agente antioxidante con propiedades antiinflamatorias.

Entre las verduras antiinflamatorias están los chiles y pimientos que son ricos en agentes antioxidantes. Las espinacas también reducen la inflamación, el dolor y retrasan la progresión de la osteoartritis.

El brócoli es otro de los productos de la huerta que se tienen que incluir a la dieta antiinflamatoria. Esta verdura contiene una molécula llamada sulforafano que alivia el dolor en articulaciones y actúa combatiendo los síntomas de artritis reumatoide. Junto con este, podemos citar otros alimentos que son parte de la familia crucífera, como rábano, coliflor y col rizada.

La última conclusión sobre la dieta antiinflamatoria es que este tipo de alimentación se basa en productos ricos en el apartado nutricional, ya que consumir de modo equilibrado es esencial para alejar enfermedades crónicas.

En este libro conocerás lo que es la dieta antiinflamatoria, cómo empezar este estilo de alimentación, cuáles son sus precauciones, sus mitos, sus beneficios, y los errores a evitar. Al final de este libro tendrás el conocimiento necesario para alimentarte de manera responsable, irte desinflamando y sentirte mejor.

# Capítulo 1: ¿Qué es la dieta antiinflamatoria?

La dieta antiinflamatoria implica que comiences a comer alimentos integrales que sean ricos en nutrientes que reducen la inflamación en el cuerpo, y que tengan mucha fibra, antioxidantes y omega 3. Esto se traduce en una dieta rica en verduras, frutas enteras, cereales integrales, legumbres, pescado con grasa, y que estén lo menos procesados posible.

Antes de que comprendas totalmente por qué una dieta antiinflamatoria te puede resultar útil y es una de las dietas que más se comentan actualmente, es útil que comprendas qué es la inflamación. Seguramente cuando escuchas hablar de inflamación, puedes pensar de inmediato en la hinchazón o el hecho de que se enrojece el dedo pequeño del pie al golpearse. Estos son dos signos externos de la inflamación, pero hay otros.

La inflamación sucede de forma natural como una respuesta inmune del cuerpo. Cuando el cuerpo lucha contra una infección o una lesión, le envía células inflamatorias para que rescaten. Esto deja como resultado la hinchazón, el enrojecimiento y en ocasiones dolor. Esto es normal y es parte de la naturalidad de nuestro cuerpo.

Mientras el cuerpo mantenga el control, eso es todo. Las cosas cambian cuando la inflamación persiste y nunca desaparece por completo. Esta inflamación crónica significa que tu cuerpo está siempre en alerta máxima y puede provocar algunos problemas de salud importantes, como enfermedades cardíacas, diabetes, enfermedad de Alzheimer y cáncer.

Afortunadamente, tus niveles de inflamación están algo bajo tu control. Factores como que fumes, tengas sobrepeso u obesidad, y bebas mucho alcohol podrían aumentar el riesgo de que te inflames. La dieta también tiene un papel importante y algunos expertos dicen que si se ajustan los alimentos y bebidas que se consumen, puede ser un mejor modo de reducir los niveles de inflamación que si dependes de los medicamentos. También puede ser una buena idea tomar analgésicos crónicos solo cuando sea necesario, ya que muchos tienen efectos secundarios desagradables, como confusión, somnolencia y pérdida de memoria.

¿Cómo es que funciona la dieta antiinflamatoria?

No existe un plan de comidas formal que explique exactamente qué, cuánto y cuándo comer. En cambio, una dieta antiinflamatoria se trata de consumir alimentos que se ha demostrado que combaten la inflamación y, lo que es igual de importante, eliminar los alimentos que se ha demostrado que la ayudan. En este libro te ayudaré a aprender como alimentarte.

Se tiene que pensar en la dieta antiinflamatoria como un estilo de vida y no como una dieta. Una dieta antiinflamatoria es un plan de alimentación que sirve para que minimices o reduzcas la inflamación dentro del cuerpo.

Te puedo adelantar que lo ideal sería que comieras de ocho a nueve porciones de frutas y verduras al día, limites la ingesta de lácteos, carnes rojas, carbohidratos complejos y rechaces los alimentos procesados.

En el transcurso del libro te hablaré del consumo de carbohidratos, por eso te dejo ahora la diferencia entre los carbohidratos buenos y malos.

En lugar de los ácidos grasos omega-6 del aceite de maíz, el aceite vegetal, la mayonesa, los aderezos para ensaladas y muchos alimentos procesados, debes elegir alimentos ricos en ácidos grasos omega-3, como las anchoas, el salmón, el mero y los mejillones.

Si comes de este modo, es una gran idea, porque muchos alimentos pueden desencadenar inflamación y no son sanos de ningún modo. Te puedes beneficiar al limitar o eliminar el azúcar y los alimentos muy procesados y elegir grasas no saturadas, verduras, frutas, nueces, semillas y proteínas magras.

Una dieta antiinflamatoria puede ser especialmente útil para las personas con problemas de salud que contribuyen a la inflamación crónica. Los atletas y las personas que hacen ejercicio a alta intensidad y quieren reducir la inflamación inicial también pueden encontrarla beneficiosa.

Hay muchas investigaciones que muestran lo malo de la inflamación, es más, las enfermedades inflamatorias crónicas son la causa de muerte más importante del mundo, esto según un estudio de Michels da Silva D, Langer H, Graf T. *Vías inflamatorias y moleculares en insuficiencia cardíaca-isquemia*. Tiene relación con problemas de salud como diabetes, Alzheimer y obesidad. Se ha relacionado con mayor riesgo de cáncer colorrectal, porque los que comen alimentos como carnes rojas en exceso y carbohidratos refinados, tienen el doble de riesgo de desarrollar cáncer. De acuerdo con un estudio de junio de 2019 publicado en *Nutrientes*, la dieta proinflamatoria puede aumentar el riesgo de mortalidad general en un 23 %, la misma información la réplica en un estudio de *Clinical Nutrition*.

Otros estudios han analizado el efecto de comer alimentos antiinflamatorios en algunos problemas de salud. Por ejemplo, un artículo publicado en *Frontier in Nutrition* muestra que, si eliges alimentos antiinflamatorios, eso puede ayudarte a reducir problemas como la artritis reumatoide. Los autores afirman que reducir la inflamación en la dieta, como cuando sigues una dieta vegana o vegetariana, puede servir para que retrases la progresión de la enfermedad. Reduce el daño articular y potencialmente la dependencia de los medicamentos para la artritis reumatoide, cuando se usa como terapia complementaria. Otro pequeño estudio prospectivo, publicado en *Integrative Cancer Therapies* en mayo de 2019, encontró que cuando las personas con poliposis adenomatosa familiar (cáncer de colon y recto, llamado cáncer colorrectal) seguían una dieta baja en inflamación, reportaron una mejoría de los problemas gastrointestinales y un mejor estado físico en general. Un estudio de cohorte prospectivo de más de 68 000 adultos suecos, publicado en la edición de septiembre de 2018 del *Journal of Internal Medicine,* demostró que una dieta antiinflamatoria representa un 13 % menos de riesgo de muerte por cáncer.

Quienes realizaron el estudio encontraron que las personas que fumaban y seguían una dieta antiinflamatoria, tenían un 31 % menos de riesgo de morir por cualquier causa, un 36 % menos de riesgo de morir por problemas del corazón y un 22 % menos de riesgo de morir por algún cáncer. Fumar se relaciona con un hábito que trae problemas de salud, la dieta no te hará inmune a que enfermes por este vicio, pero el estudio sugiere que te puede ayudar con los efectos de la dieta. De todos modos, nosotros recomendamos que no fumes.

También se ha comprobado que los alimentos antiinflamatorios te pueden ayudar de las siguientes maneras:

- Recuperarte tras el entrenamiento deportivo.
- Disminuir el dolor asociado con el envejecimiento.
- Cuidar el corazón.
- Mejorar la calidad de vida de personas que tienen esclerosis múltiple.

Un estudio que fue liderado por investigadores de la Universidad Autónoma de Madrid, CIBERESP e IMDEA, comprobó que una dieta antiinflamatoria influencia positivamente el dolor en personas adultas mayores de sesenta años. Los resultados fueron publicados en *The Journal of Gerontology*. El estudio se hizo con 819 personas mayores, residentes en España.

Aunque unos 1500 millones de personas en el mundo sufren de dolor con frecuencia y que es una cifra que aumenta todo el tiempo, no se toma acción como se debería.

Se sabe que el deporte ayuda a prevenir el dolor, y también los objetos como plantillas para zapatos, cinturones lumbares o mobiliario ergonómico. Pero lo que realmente ayuda es la alimentación, los nutrientes y los compuestos bioactivos porque pueden regular la inflamación de tu cuerpo.

Un estudio publicado recientemente en el *Journal of Gerontology*: Serie A, liderado por investigadores de la Universidad Autónoma de Madrid (UAM),

CIBERESP y el Instituto IMDEA-Alimentación, confirmó que una dieta con menor probabilidad de inflamación contribuí a la disminución del dolor en personas mayores de 60 años.

Dado que la inflamación se asocia con el dolor, los autores del estudio comentaron: "Sería interesante ver si seguir una dieta con una menor probabilidad de inflamación está vinculado a una reducción del dolor".

Para probar esta hipótesis, los investigadores utilizaron datos de la cohorte ENRICA-Seniors-1 de 819 personas mayores de 60 años en toda España para ver si la adopción de una dieta más antiinflamatoria durante tres años se asoció con una reducción de la incidencia del dolor crónico.

Según los autores, "esta forma de analizar los datos no es casual, ya que permite estudiar si adoptar mejores hábitos en la vejez tiene efecto sobre el dolor, es decir, comprobar si nunca es tarde para cambiar".

Pero ¿cómo se mide el potencial inflamatorio de una dieta? Existen varios patrones dietéticos antiinflamatorios, pero casi todos coinciden en que se trata de una dieta rica en fibra, vitaminas, minerales y grasas omega-3, y pobre en grasas saturadas y trans.

Respecto a la alimentación, parece claro que el té, el café, las verduras y hortalizas (especialmente el ajo y la cebolla) tienen actividad antiinflamatoria, a diferencia de las bebidas carbonatadas, las carnes rojas y procesadas o los cereales refinados.

Después de analizar los datos, los investigadores encontraron que adoptar una dieta menos inflamatoria redujo el riesgo de dolor moderado en un 37 % durante tres años y redujo el riesgo de dolor intenso hasta en un 45 % durante los siguientes tres años.

"Sorprendentemente, esta asociación fue más fuerte con el dolor incapacitante, uno de los más relevantes clínicamente porque dificultaba las actividades diarias", anotaron los investigadores.

Curiosamente, los beneficios de una dieta antiinflamatoria para el dolor solo se observaron en personas que eran menos activas físicamente. Claramente, tanto una dieta saludable como la actividad física regular pueden reducir la inflamación en el cuerpo. Las personas que son poco activas pueden necesitar prestar más atención a su dieta, mientras que las personas que son más activas pueden ser menos estrictas con lo que comen.

## Beneficios de seguir este tipo de dieta

Se ha demostrado que seguir una dieta antiinflamatoria ayuda a las personas que tienen:

- trastornos autoinmunes,
- problemas del corazón,
- cáncer, incluso el de mama y el colorrectal,

- enfermedad de Alzheimer,
- diabetes,
- enfermedad de los pulmones,
- epilepsia.

Estos son otros beneficios:

Seguir una dieta antiinflamatoria supone tener menos riesgo de muerte temprana por la causa que sea, incluso el cáncer y las enfermedades del corazón, lo que prolonga la vida, especialmente en aquellos que fuman.

El departamento de medicina medioambiental del Instituto Karolinska de Suecia se acaba de publicar en el *Journal of Internal Medicine*.

El estudio involucró a más de 68,000 hombres y mujeres suecos entre las edades de 45 y 83 años que fueron seguidos durante no menos de 16 años. Sus dietas fueron cuidadosamente analizadas para determinar su adherencia a la dieta antiinflamatoria de acuerdo con los parámetros establecidos.

Como resultado, concluyeron que aquellos que cumplieron sus promesas tenían un 20 % menos de riesgo de morir por enfermedad cardiovascular, un 13 % menos de riesgo de morir por cáncer y un 18 % menos de riesgo de morir en general. Curiosamente, los mayores beneficiados de esta dieta fueron los fumadores, pues en los tres casos que analizaron, la reducción del riesgo de muerte fue aún mayor, con un 36% menos de riesgo de muerte por problemas cardiovasculares y un 22% menos de riesgo de cáncer. El riesgo general se redujo en un 31%.

La investigación ha mostrado también que incluso un seguimiento parcial de la dieta antiinflamatoria tiene muchos beneficios. La inflamación como dije antes, es señal de que el cuerpo te dice que algo falla, es una indicación de que no estás sano como deberías y por es por eso que el sistema inmune se defiende. Muchos estudios han confirmado que existe una relación entre la inflamación y el riesgo de enfermedades como las del corazón, la diabetes tipo 2, la artritis, los reumatoides, los problemas de presión arterial, el cáncer, etc. Todas estas enfermades podrían estar controladas con la alimentación.

Como señala el Dr. Frank Hu, profesor del departamento de nutrición de Harvard, "Algunos alimentos que están asociados con un mayor riesgo de enfermedades crónicas también están asociados con la inflamación. Esto no es sorprendente, ya que la inflamación es un mecanismo subyacente importante para el desarrollo de tales enfermedades".

Entonces, ¿en qué consiste esta dieta que promete tanto? Una dieta antiinflamatoria nos permite depurar y eliminar sustancias que hay que eliminar para mantenernos sanos y limpios.

¿Qué tenemos que comer si queremos seguir esta dieta? Hay que centrarse en el consumo de frutas, verduras y hortalizas, tratar siempre de mantenerlas lo más frescas posible. Fomentar también el consumo de proteínas vegetales, como la alubia, o si son animales, preferentemente pescado. Principalmente el objetivo de esta dieta es eliminar lo que el cuerpo tiene que eliminar, lo más rápido posible y sin pasar demasiado tiempo en nuestro organismo.

Entonces, este no es un plan de pérdida de peso o un plan a corto plazo, sino una forma de comer sano. Los alimentos limpios y ricos en fibra, como los cítricos o el salvado de avena, también jugarán un papel importante en esta dieta.

La verdad es que comemos muchas cosas que no necesitamos.

Del otro lado de la balanza, ¿qué productos debemos expulsar de nuestras despensas? Los expertos en nutrición lo tienen claro: todas las cosas que te hinchan. Muchas veces, porque tenemos prisa y tratamos de hacernos la vida más fácil, comemos más de lo que necesitamos. Eso es grasa saturada, azúcar y alimentos refinados. Aparte de que generalmente comemos demasiada sal. Comer así hace que acumulamos toxinas, no vamos al baño todos los días, y nos hinchamos.

Una buena alternativa al abuso de la sal es usar sabores naturales y especias (la cúrcuma tiene propiedades antiinflamatorias comprobadas). Si usamos sal, es sal marina, no el químico cloruro de sodio. En la sal marina, el proceso que se sigue es simplemente sacar el agua del agua de mar. Y esta sal te permite retener menos sodio y estar más saludable. También es importante reducir el consumo de carnes rojas porque no son digeribles y pueden causar inflamación y retención de líquidos.

En cuanto a las bebidas, hay que tener cuidado con las bebidas carbonatadas y azucaradas, así como con el alcohol. Un estudio de Harvard vinculó el consumo regular de refrescos azucarados con un mayor riesgo de enfermedad cardiovascular. Respecto a las bebidas alcohólicas, deben ser evitadas porque te hacen producir más ácido en el estómago, lo que también te hincha. Hay una excepción, el vino. Recomiendo tomar una copa de vino al día porque es antiinflamatorio, anticancerígeno, y te purifica.

Por tanto, esta dieta antiinflamatoria tiene mucho en común con la dieta mediterránea (comer muchas frutas y verduras frescas, pescado, legumbres…). Pero, no son iguales porque la dieta inflamatoria propone alimentos más antioxidantes. En la región mediterránea tienes que tener cuidado con los aceites, incluso el de oliva, no puedes comerlos a la ligera. Si lo usas crudo (y nunca necesitas usar mucho), está bien, pero mucha gente lo usa para freír también. Entonces el aceite de oliva no es tan beneficioso como la gente piensa.

¿La dieta antiinflamatoria tiene alguna desventaja?

No. No existen inconvenientes importantes relacionados con la dieta antiinflamatoria. El único inconveniente es que puede necesitar un tiempo de aprendizaje para que domines los alimentos que combaten la inflamación y los que debes evitar.

Luego que comiences a comer de este modo, seguramente te vas a sentir mejor en general. Las personas se pueden sentir mejor con el cuerpo menos hinchado, menos malestar gastrointestinal y dolor. Puedes notar que tu estado de ánimo mejora a medida que cambias el modo en que comes.

No esperes notar cambios inmediatos en lo que tiene que ver con la salud. Te puede tomar unas dos o tres semanas para notar los efectos y seguramente hasta doce semanas para saber si los resultados se mantienen.

## ¿Quién puede seguir esta dieta?

La dieta antiinflamatoria es un enfoque sano para que comas, ya sea que tengas problemas de inflamación crónica o no. Se trata de un estilo de vida y al final te mejora la salud, te da bienestar y calidad de vida en general. Todos se pueden beneficiar.

Entonces está indicada para todas las personas con enfermedades crónicas que quieran mejorar el estilo de vida como el paciente hipertenso, con diabetes, cardiopatías isquémicas, enfermedades autoinmunes, artritis, demencia y algunos tipos de cáncer.

En el siguiente capítulo te hablaré de lo que es la inflamación y el impacto que tiene en tu cuerpo junto con las consecuencias. Ahora que sabes lo que es este tipo de dieta antiinflamatoria, sus beneficios y algunos de los alimentos que tienes que consumir, estás un paso más adelante para entender mejor lo que sucede cuando permites que tu cuerpo se inflame.

# Capítulo 2: La inflamación en el organismo y sus consecuencias

En los momentos que el cuerpo activa el sistema inmune, envía células inflamatorias. El plan de ellas es atacar a las bacterias o curar el tejido afectado. Si el cuerpo envía células inflamatorias cuando no está enfermo o con lesiones, puede que estés padeciendo de inflamación crónica. Se trata de un síntoma de muchas enfermedades crónicas como la artritis o el Alzheimer, pero también el tener problemas de alimentación que se manifiesta en enfermedades de las que te hablaré en este capítulo.

## ¿Qué es la inflamación crónica?

Cuando tu cuerpo se encuentra con sustancias nocivas (como virus, bacterias o productos químicos tóxicos) o se lesiona, activa su sistema inmunológico. Su sistema inmunológico envía su primera respuesta: células inflamatorias y citoquinas (sustancias que estimulan más células inflamatorias).

Estas células desencadenan una respuesta inflamatoria para atrapar bacterias y otras sustancias dañinas o comenzar a curar el tejido lesionado. El resultado puede ser dolor, hinchazón, hematomas o enrojecimiento. Pero la inflamación también puede afectar sistemas corporales que no puedes ver.

¿Cuál es la diferencia entre inflamación aguda e inflamación crónica?

Existen dos tipos de inflamación:

- **Inflamación aguda:** es la respuesta a un daño repentino del cuerpo. Por ejemplo, cuando te cortes el dedo, para que se cure el corte, se envían células inflamatorias a la herida. Las células comienzan a hacer la sanación.
- **Inflamación crónica:** es cuando el cuerpo sigue enviando células inflamatorias incluso cuando no hay peligro exterior. Un ejemplo puede ser la artritis reumatoide, donde células inflamatorias atacan las articulaciones, lo que causa inflamación y problemas en el cuerpo en general.

Los síntomas de una inflamación crónica pueden ser más difíciles de detectar que la inflamación aguda. Estos son los principales síntomas de inflamación crónica:

- dolor en el abdomen,
- molestias en el pecho,
- agotamiento,
- fiebre,
- rigidez en las articulaciones,
- úlceras en la boca,

- erupciones de piel.

¿Qué causa estos problemas de inflamación?

Las razones comunes de la inflamación crónica incluyen:

- Trastornos autoinmunes como lupus, que ataca el tejido sano.
- Una mala alimentación que expone al cuerpo a procesar alimentos con químicos o difíciles de digerir.

Podrías desarrollar la inflamación crónica si:

- Consumes mucho alcohol.
- Tienes un índice de masa corporal (IMC) alto que está en los rangos de obesidad, a menos que sea el resultado de ser muy musculoso.
- Tienes una mala alimentación.

La inflamación no siempre requiere tratamiento. Para la inflamación aguda, el reposo, el hielo y un buen cuidado de la herida generalmente alivian las molestias en unos pocos días. Lo que sí, tienes que mejorar para aliviarte, es tu alimentación.

Si tienes inflamación crónica y vas al médico, te podría recomendar:

- Suplementos con vitaminas A, C, D, Zinc, aceite de pescado, y otras vitaminas. Especias con propiedades antiinflamatorias como jengibre, ajo, y cúrcuma.

- Medicamentos antiinflamatorios no esteroideos: ayudan a reducir la inflamación.
- Cambiar la alimentación por una que vaya en línea con la dieta antiinflamatoria.

Algunos estudios han demostrado que las personas que siguen una dieta mediterránea tienen niveles más bajos de inflamación en sus cuerpos.

Puedes optar por comer más alimentos con propiedades antiinflamatorias, como:

- pescados azules como el salmón, las sardinas o la caballa,
- verduras de hoja verde como la col rizada y las espinacas,
- aceite de oliva,
- tomates.

Más adelante conocerás cómo alimentarte y qué evitar, pero se puede adelantar que comer muchos alimentos puede causar inflamación crónica. Puedes sentirte mejor si evitas:

- alimentos fritos, incluso muchos de comida rápida,
- embutidos con nitratos como perros calientes,
- aceites muy refinados y con grasas trans,
- carbohidratos como azúcar, bollería o pan blanco.

Para reducir el riesgo de inflamación crónica, puedes desarrollar hábitos de vida sanos como, por ejemplo:

- lograr y mantener un buen peso,
- dejar de fumar,
- hacer deporte unas cinco veces a la semana,
- limitar el consumo de alcohol,
- controlar el estrés.

## ¿Por qué me siento inflamado? ¿Cómo se manifestó este problema?

Seguramente te preguntas esto, pero entender por qué se da puede ser un reto para las personas. De acuerdo con un estudio de la Universidad de Salud de Michigan, muchas personas son propensas a sentirse inflamadas de acuerdo con el tipo de alimentación que estén llevando.

Los que padecen algunas afecciones médicas como intolerancia a la lactosa, enfermedad celiaca o trastornos que afectan el modo en el que el intestino lleva el contenido por todo el cuerpo, como gastroparesia, se sienten inflamados con más frecuencia por el exceso de gases.

Si no tienes estas afecciones, pero la inflamación persiste durante varios meses, es posible que tenga lo que se denomina inflamación funcional. Dichos trastornos incluyen el síndrome del intestino irritable o el estreñimiento idiopático crónico. En estos casos, las exploraciones suelen ser normales, pero la hinchazón es un síntoma importante y recurrente que afecta la vida diaria.

Estos casos de inflamación se producen no por una producción desmesurada de gases, sino el modo en que el abdomen reacciona a estos. En los casos de hinchazón, gran parte es por la mecánica del cuerpo.

Los movimientos musculares anormales y la inflamación que causan se pueden dar porque los nervios del intestino y la pared del abdomen reaccionan de modo exagerado a las presiones del interior de los intestinos, que es algo que se conoce como hipersensibilidad visceral.

Por eso, incluso pequeñas cantidades de gas que se dan en la digestión natural pueden causar molestias y distensión. Los expertos a menudo aconsejan a los pacientes que primero traten de identificar y luego eliminen cualquier elemento de su dieta o estilo de vida que pueda estar provocando la hinchazón o, como me gusta decir, lo que hace que tu barriga se hinche. Ciertos alimentos, especialmente aquellos con alto contenido de fibra insoluble, como las verduras crucíferas, las lentejas y los frijoles, son los culpables más comunes.

Otros desencadenantes comunes incluyen las bebidas fermentadas como la cerveza y la kombucha, el edulcorante artificial sucralosa, las cebollas y las frutas. A veces, ciertos comportamientos, como beber bebidas carbonatadas, mascar chicle o fumar, aumentan la cantidad de aire que tragas, lo que aumenta el riesgo de inflamación.

Dado que hay tantos detonantes, puede ser difícil, incluso perjudicial, que experimentes la eliminación de alimentos problemáticos por cuenta propia.

En algunos casos, abordar la causa subyacente de la inflamación requiere más que ajustar la dieta y el estilo de vida. Por ejemplo, las personas con gastroparesia o estreñimiento severo pueden beneficiarse de un fármaco llamado prucaloprida, que ayuda a vaciar el estómago y eliminar los productos de desecho (los expertos no recomiendan intervenciones en el hogar para vaciar el intestino, como los lavados de colon, ya que pueden causar traumatismos o desgarros en el estómago y el tracto gastrointestinal).

La sensación de evacuaciones intestinales poco frecuentes, esfuerzo o no "vaciar" completamente los intestinos también pueden contribuir a la sensación de hinchazón.

# Enfermedades graves e incurables que pueden derivarse de la inflamación crónica (síndrome del intestino irritable, colon irritable, enfermedad de Crohn, hinchazón abdominal, estreñimiento)

Hay una serie de enfermedades graves que vienen de los problemas de inflamación crónica, te hablaré de ello en este subcapítulo. Para empezar, debes saber que estas son algunas de las enfermedades que tienen más probabilidades de aparecer por causa de la inflamación crónica:

- cáncer,
- enfermedades del corazón,
- diabetes tipo 2,
- obesidad,
- asma,
- demencia y deterioro cognitivo en adultos mayores.

Que se inflamen frecuentemente ciertos tejidos como el páncreas, hígado o colon, es un factor de riesgo para que se puedan desarrollar algunos tipos de cáncer. De acuerdo con investigaciones del IDIBAPS, se han identificado cómo la inflamación puede dar paso al nacimiento de tumores.

En un estudio publicado en la revista *Gut*, está comprobado que la proteína llamada ZEB1 promueve la progresión de inflamación hacia cáncer. Los primeros firmantes de este trabajo fueron Lidia Sánchez Moral y Oriol de Barrios, que son expertos en cáncer colorrectal, y Marlies Cortés, que es experta en inmunología de la inflamación del grupo Regulación transcripcional de la expresión génica del IDIBAPS.

Investigaciones anteriores del grupo han demostrado que los aumentos descontrolados de la proteína ZEB1 contribuían al desarrollo de diferentes tipos de tumores, pero su papel en la inflamación no estaba claro. Usando muestras de pacientes con colitis ulcerosa, una enfermedad inflamatoria del colon y el recto, y un modelo de ratón experimental, los investigadores encontraron que ZEB1 produce inflamación en las células intestinales, lo que las ayuda a transformarse posteriormente en células cancerosas. "Los resultados obtenidos sugieren que ZEB1 juega un papel en las primeras etapas del desarrollo del cáncer, promoviendo la inflamación de los tejidos antes de la formación del tumor", explica el Dr. Oriol de Barrios.

Esta proteína inhibe los mecanismos de auto reparación del cuerpo.

Los estudios han demostrado que, durante la inflamación, ZEB1 no solo promueve el daño al ADN celular, sino que también previene la reparación de esos daños al inhibir una enzima llamada MPG.

"Nuestro organismo es capaz de reparar el daño que se produce constantemente en nuestro ADN. Este estudio demuestra que la proteína ZEB1 inhibe estos mecanismos de auto reparación", afirma Lidia Sánchez-Moral.

En respuesta al daño del ADN, las células de nuestro propio sistema inmunológico responden produciendo sustancias que ayudan a aumentar la inflamación. "Este trabajo muestra que el daño en el ADN causado por ZEB1 estimula a los macrófagos, un tipo de célula en nuestro sistema inmunológico, para crear un ambiente inflamatorio, creando un círculo vicioso entre la inflamación y el cáncer", dijo la Dra. Marlies Cortés.

Este trabajo arroja luz sobre el papel de la proteína ZEB1 en la inflamación que ocurre antes de la carcinogénesis y puede tener implicaciones terapéuticas potenciales para la colitis ulcerosa y otras enfermedades inflamatorias crónicas que son factores de riesgo para el desarrollo de tumores (por ejemplo, pancreatitis o hepatitis crónica).

En este estudio también participaron miembros del Servicio de Gastroenterología y Oncología Médica del Hospital Clínico de Barcelona e investigadores de los hospitales Gregorio Maranhón de Madrid, Ramón Cajal y de la Universidad de Louisville, en los Estados Unidos.

### *La inflamación y el corazón*

Cardiólogos de Boston hicieron un ensayo clínico con más de 10 mil pacientes con edad promedio de 61 años, en 39 países, para determinar si un medicamento antiinflamatorio podía reducir los índices de enfermedades del corazón. Descubrieron que se podía, y descubrieron que el medicamento canakinumab reducía la mortalidad por cáncer de pulmón en un alto porcentaje y reducía los reportes de artritis y gota, que son males relacionados con la inflamación.

La facultad de medicina *Johns Hopkins University*, en Baltimore, afirma que la inflamación interviene en la salud de todos.

Cuando los niveles de inflamación aumentan, también lo hace el riesgo de enfermedad. Pero entender la inflamación puede ser difícil porque cuando estás enfermo, los niveles de inflamación aumentan naturalmente a medida que tu cuerpo combate la enfermedad. En otras palabras, la inflamación es buena y mala.

Debido a que es tan importante para la salud, la AARP (American Association of Retired Persons) habló con algunos de los principales expertos del país en el campo, revisó las últimas investigaciones y creó esta guía para comprender y combatir la inflamación.

### Síndrome del Intestino Irritable (SII)

Los síntomas más comunes son los dolores de abdomen. Se puede manifestar con diarrea, estreñimiento o ambos.

Otros síntomas son:

- sensación de que no has terminado de defecar,
- hinchazón,
- moco blanquecino en las heces.

Los médicos no tienen la certeza de lo que origina el síndrome de intestino irritable. Los expertos creen que esto podría ser causado por una variedad de problemas. Diferentes factores pueden causar SII en diferentes grupos de personas.

Los trastornos gastrointestinales son un tema de la interacción del intestino con el cerebro y cómo estos funcionan de la mano. Los expertos piensan que los problemas de interacción de estos dos pueden afectar las funciones del cuerpo y causar síntomas de SII. Por ejemplo, los alimentos pueden pasar por el tubo digestivo muy lento o muy rápido, lo que causa cambios en las deposiciones. Hay personas con el síndrome que pueden tener dolor o una cantidad anormal de gases o heces en el intestino.

Ciertos problemas son más comunes en personas con esta afección y los expertos creen que estos problemas pueden ser un factor en el desarrollo del síndrome. Estos problemas incluyen:

- estrés,
- problemas mentales como ansiedad, depresión y derivados,
- bacterias en el intestino,
- una mala alimentación que causa sensibilidad a algunos alimentos y genera los síntomas digestivos.

### *Colon Irritable*

El síndrome del colon irritable se trata de un trastorno común donde el intestino grueso es el principal afectado. Los síntomas y signos incluyen calambres, dolor de abdomen, gases, hinchazón, estreñimiento o diarrea. El síndrome de intestino irritable es una enfermedad crónica que se tiene que controlar por mucho tiempo.

Aunque los signos y síntomas del síndrome del intestino irritable varían, por lo general duran mucho tiempo. Los más comunes incluyen los siguientes:

- cólicos, dolores o hinchazón en el abdomen relacionado con la evacuación del intestino,
- cambios en el aspecto de las deposiciones,
- variaciones en la frecuencia que vas al baño.

Contracciones musculares en el intestino. La pared intestinal está revestida con capas de músculo que se contraen a medida que los alimentos pasan por el tracto digestivo. Las contracciones más fuertes y duraderas pueden causar gases, hinchazón y diarrea. Las contracciones intestinales débiles pueden retrasar el paso de los alimentos y causar heces duras y secas.

El alimento. No se comprende completamente cómo las alergias o intolerancias alimentarias afectan el síndrome del intestino irritable. Las verdaderas alergias a los alimentos rara vez causan el síndrome del intestino irritable. Pero muchas personas experimentan síntomas más graves del SII cuando comen o beben ciertos alimentos o bebidas, como trigo, lácteos, frutas cítricas, frijoles, repollo, leche y bebidas carbonatadas.

### *Enfermedad de Crohn*

Se trata de una afección que termina en inflamaciones del tubo digestivo.

- Casi siempre va a comprometer el extremo inferior del intestino delgado y donde comienza en intestino grueso.
- Puede suceder también en otras áreas del tubo digestivo, desde la boca al extremo del recto.

Se desconoce la causa exacta de la enfermedad de Crohn. Ocurre cuando el propio sistema inmunológico del cuerpo ataca y destruye por error el tejido corporal sano (enfermedad autoinmune).

Se nota un engrosamiento de la pared intestinal cuando parte del tracto digestivo todavía está hinchado o inflamado.

Los elementos que pueden tener un papel en la enfermedad de Crohn incluyen:

- genes y antecedentes de la familia,
- factores de ambiente,
- tendencia del cuerpo a reaccionar de modo exagerado a bacterias normales en los intestinos,
- tabaquismo,
- mala alimentación.

### *Hinchazón abdominal*

Se presenta en el momento que la zona ventral es más grande de lo que esperas. La hinchazón o distensión abdominal con frecuencia se da por comer en exceso más que por enfermedades graves. El problema también puede darse por:

- deglución de aire que es por un hábito nervioso,
- acumular líquidos en el abdomen,
- gases en el intestino por comer mal,
- síndrome de intestino irritable,
- intolerancia a los lácteos,
- oclusión intestinal parcial.

### *Estreñimiento*

Si tienes estreñimiento, eso puede incluir:

- evacuar menos de tres veces a la semana,
- excrementos duros, grumosos o secos,
- dolores para evacuar las heces,

- sensación de que la evacuación no fue completa.

Se puede dar el estreñimiento por muchos motivos y esto puede tener más de una causa a la vez. Las causas del estreñimiento pueden incluir:

- movimiento lento de heces por el colon,
- retardo en vaciar el colon por problemas del suelo pélvico,
- trastorno funcional del tracto gastrointestinal como síndrome de intestino irritable,
- una mala alimentación sin fibra.

## Lo que debes hacer para enfrentar este problema

Imagina que estás en un ring de pelea, tienes ante ti a tu contrincante, apenas el otro entra, tienes que reaccionar y comenzar a pelear con fiereza. Es una batalla, desde luego, dejas varias secuelas visibles en ti, pero el cuerpo ya está preparado para ello.

¿Qué pasa si de repente el enemigo decide retirarse en la mitad del combate? Lo mejor es que te pares y descanses hasta la otra pelea, dado que seguir golpeando sin sentido, solo te agotará y dejará adolorido.

Esto es lo que pasa con el sistema inmune de una persona cuando reconoce algún agente extraño, bacteria, microbio, polen. El organismo da pelea, lo que lleva al proceso consecuente llamado inflamación. Estos espacios de defensa e inflamación realmente protegen el cuerpo y la salud, cuando son intermitentes. El asunto es complicado cuando la reacción inflamatoria persiste con el paso del tiempo, incluso cuando no hay agentes externos de los cuales defenderse.

Alimentos que debes preferir:

- Frutas, por ejemplo, arándanos, uvas, cerezas, piña, manzanas, duraznos. Verduras como kale, brócoli, cebolla, espinaca, zanahoria, que son excelentes antioxidantes, vitaminas A, K y C minerales como zinc, magnesio y fósforo.
- Cereales y tubérculos, como papa morada o azul, papa amarilla, maíz morado, arroz integral, avena, otros granos sin refinar que tienden a tener un alto contenido de fibra es la clave para combatir la inflamación del cuerpo.
- Alimentos fuentes de omega 3 o 9, como aceite de linaza, aceite de oliva, semillas de chía, nueces, aguacate, almendras, maní, también son esenciales en una dieta equilibrada y balanceada.

Más adelante te hablaré de los alimentos que tienes que consumir y cuáles evitar, así como consejos generales de la alimentación. En el siguiente capítulo te hablaré de la dieta antiinflamatoria y de la dieta baja en FODMAP. Ahora que sabes lo problemático que es permitir que el cuerpo se inflame y todas las graves consecuencias que se derivan de dejar pasar mucho tiempo así, creo que vas en el camino correcto a considerar el cambio de hábitos y adoptar una mejor alimentación.

# Capítulo 3: ¿Cuál es el mejor momento para comenzar a hacer la dieta antiinflamatoria?

El mejor momento para comenzar es ahora, pero antes de que comiences, debes saber lo que es la dieta baja en FODMAP, de qué se trata y cómo puedes aprovecharla. Antes de que entremos en la dieta antiinflamatoria en su plenitud, la explicaré.

## Dieta baja en FODMAP

FODMAP significa disacáridos, oligosacáridos, polioles fermentables y monosacáridos. Estos son los tipos de carbohidratos de cadena corta, almidones, azúcares y fibra, que están en una variedad de alimentos que se absorben mal en el intestino delgado y absorben agua, fermentando el colon.

Los siguientes tipos de carbohidratos son FODMAP:

- **Fructanos:** están en el ajo, trigo y cebolla.
- **Fructosa:** está en las frutas, jarabe de maíz y miel.
- **Galactanos:** están en los frijoles y legumbres.
- **Lactosa:** está en los lácteos.

- **Polioles:** están en las frutas con semillas, como aguacates, manzanas o cerezas y en alcoholes de azucares.

Gran parte de las personas pueden consumir alimentos ricos en FODMAP sin problema alguno. Es más, muchos de estos alimentos pueden estimular el crecimiento de bacterias buenas en el intestino. Pero, las personas que sufren de intestino irritable tienden a ser más sensibles a los alimentos ricos en FODMAP.

Los FODMAP no son absorbidos tan fácilmente por el intestino. Como se mueven lentamente y liberan agua, las bacterias del intestino fermentan rápido el gas que está producido por FODMAP. Un exceso de gas y agua puede llevar a hinchazón, dolor y diarrea en personas con el síndrome.

La dieta que es baja en FODMAP ayuda a que se identifiquen los alimentos que desencadenan los síntomas de SII. Si se evitan esta clase de alimentos se puede controlar la afección.

A lo mejor has escuchado sobre la dieta FODMAP de un amigo o en línea. Cuando las personas dicen dieta FODMAP, por lo general se refieren a una dieta baja en FODMAP, algunos azucares que pueden causar malestar en el intestino. La dieta sirve para ayudar a las personas que tienen síndrome de intestino irritable (SII), y sobrecrecimiento bacteriano en el intestino delgado, a determinar los alimentos problemáticos y los alimentos que reducen los síntomas.

La dieta que es baja en FODMAP es un plan de alimentación temporal, siempre es bueno que se consulte al médico antes de que se aplique cualquier dieta, especialmente esta que es baja en FODMAP. Una dieta de este tipo elimina una gran cantidad de alimento, no es algo que se deba hacer a largo plazo. Es un proceso para descubrir los alimentos que son problemáticos para ti.

Los síntomas incluyen:

- Diarrea
- Calambres
- Estreñimiento
- Estómago hinchado
- Flatulencia y gases

## ¿Cómo funciona esta dieta?

Se trata de una dieta de eliminación en tres pasos:

- Primero, dejas de comer algunos alimentos ricos en FODMAP.
- Luego los vuelves a colocar lentamente para identificar los que son problemáticos.
- Cuando identifiques los alimentos que causan los síntomas, los puedes evitar o limitarlos mientras disfrutas de los demás sin preocupaciones.

Mi consejo es que sigas la fase de eliminación por solo dos a seis semanas, esto reduce los síntomas y puede ayudar a reducir los niveles anormalmente altos de bacterias intestinales. Después, cada tres días, puedes volver a agregar un alimento alto en FODMAP a la dieta, uno a la vez, para ver si causa el síntoma. Acuérdate que un alimento con gran contenido de FODMAP puede causar síntomas a largo plazo.

### ¿Qué se puede comer en este tipo de dieta?

Los alimentos que desencadenan síntomas varían de persona a persona. Para aliviar los síntomas de SII es fundamental que evites alimentos con gran contenido de FODMAP como:

- Productos a base de trigo como pan, galletas y cereal.
- Yogur, leche y helados a base de lácteos.
- Lentejas y frijoles.
- Verduras como alcachofas, cebollas, espárragos y ajo.
- Frutas como cerezas, manzanas, peras y melocotones.

En su lugar, basa tus comidas en alimentos bajos en FODMAP como:

- Carne y huevos.
- Quesos como brie, cheddar, camembert y feta.
- Leche de almendras.
- Granos como avena, quinoa y arroz.

- Berenjenas, tomates, patatas, pepinos y calabacines.
- Naranjas, uvas, arándanos, fresas y piña.

Consigue una lista completa de alimentos FODMAP de tu médico o nutricionista.

## ¿Quién debería probarlo?

Una dieta baja en FODMAP es parte del tratamiento de las personas con SII y SIBO (sobrecrecimiento bacteriano en el intestino delgado). Los estudios han encontrado que puede reducir los síntomas.

Dado que las dietas pueden ser desafiantes durante sus primeras etapas más restrictivas, es importante trabajar con un médico o nutricionista que pueda asegurarse de que estés siguiendo tu dieta correctamente, lo cual es fundamental para tener éxito y mantener una nutrición adecuada.

Cualquier persona que tenga bajo peso no debería intentar esto por su cuenta. La dieta baja en FODMAP no es para bajar de peso, pero puede bajar de peso con ella porque elimina una gran cantidad de alimentos. Para las personas que ya tienen bajo peso, puede ser peligroso perder más peso.

La ingesta común de FODMAP de una dieta regular o alta en FODMAP oscila entre 14 y 28 gramos de carbohidratos por día.

De acuerdo con el grupo de trabajo del Colegio Americano de Gastroenterología sobre el síndrome de intestino irritable, una dieta baja en FODMAP tiene como meta limitar el consumo de medio gramo por sesión. Una cantidad baja representa unos 3 gramos al día si sigues la sugerencia de comer poco y con frecuencia.

Muchos alimentos son bajos en FODMAP, estos son unos alimentos que podrías comer mientras sigues una dieta baja en FODMAP:

- **Proteínas:** pollo, carne de res, pescado, huevos, cerdo, gambas, tofu y tempeh.
- **Granos integrales y almidones:** lentejas, arroz blanco e integral, avena, quinoa, mandioca, papas, avena.
- **Frutas:** piña, frambuesas, arándanos, melón dulce, kiwi, lima, carambola, guayaba, fresas y uvas.
- **Verduras:** pimientos, rábanos, brotes de soja, zanahorias, bok choy, berenjena, col rizada, espinacas, tomates, calabaza, pepino y calabacín.
- **Nueces:** almendras, nueces de macadamia, nueces, maní y piñones.
- **Semillas:** semillas de calabaza, girasol, sésamo y semillas de lino.
- **Aceites:** aceite de coco y oliva.

- **Lácteos:** leche sin lactosa, quesos parmesanos, yogur griego.
- **Bebidas:** té de menta y agua.
- **Condimentos:** azafrán, comino, paprika, canela, cilantro, salsa de soya, cardamomo, salsa de pescado, jengibre, productos a base de chile, sal, vinagre de arroz, wasabi en polvo.

Si bien el café, el té negro y el té verde son alimentos bajos en FODMAP, las bebidas con cafeína generalmente se desaconsejan en una dieta baja en FODMAP porque la cafeína suele ser un desencadenante en las personas con SII.

Es bueno verificar las listas de ingredientes en alimentos envasados para ver si hay FODMAP agregados. Los fabricantes pueden agregar FODMAP a los alimentos por muchos motivos, incluso prebióticos, sustitutos de grasas o sustitutos del azúcar. Esto según estudios publicados en el *Journal of Gastroenterology and Hepatology Foundation* y John Wiley & Sons Australia, Ltd.

# Beneficios de la dieta baja en FODMAP

Una dieta baja en FODMAP restringe los alimentos altos en FODMAP. La evidencia científica sugiere este patrón de alimentación para beneficiar a las personas con SII.

Los síntomas del SII varían ampliamente, pero incluyen dolor de estómago, hinchazón, reflujo, gases y urgencia intestinal. No hace falta decir que estos síntomas pueden ser debilitantes.

En particular, se ha demostrado que una dieta baja en FODMAP reduce el dolor de estómago y la hinchazón.

De acuerdo con Abigail Marsh, Enid M Eslick, y Guy D Eslick en su estudio "¿Una dieta baja en FODMAP reduce los síntomas asociados con los trastornos gastrointestinales funcionales?" que es una revisión sistemática exhaustiva y un metaanálisis, la evidencia de cuatro estudios de alta calidad concluyó que una dieta baja en FODMAP aumenta las posibilidades de aliviar el dolor de estómago y la hinchazón en un 81 % y un 75 %, respectivamente.

Una dieta baja en FODMAP se considera una terapia dietética de primera línea para el SII en muchas partes del mundo.

Los pacientes con SII a menudo informan una calidad de vida reducida asociada con síntomas digestivos graves. Estos síntomas pueden afectar las interacciones sociales e incluso el desempeño laboral.

Varios estudios han demostrado que una dieta baja en FODMAP mejora la calidad de vida en general al reducir significativamente la gravedad de los síntomas.

Cierta evidencia sugiere que, al mejorar los síntomas digestivos, esta dieta también puede reducir la fatiga, la depresión y el estrés, al mismo tiempo que aumenta la felicidad y la vitalidad.

## ¿Para quién debe ser este tipo de dieta?

La dieta baja en FODMAP no es para todos. A menos que te diagnostiquen SII, la dieta puede hacer más daños que bien.

Esto se debe a que la mayoría de los FODMAP son prebióticos, lo que significa que favorecen el crecimiento de bacterias intestinales beneficiosas. Por lo tanto, eliminarlos puede dañar las bacterias intestinales y afectar directamente tu salud en general.

Además, excluir varias frutas y verduras de la dieta puede provocar deficiencias de vitaminas y minerales y reducir significativamente la ingesta de fibra, lo que puede empeorar el estreñimiento.

Por tanto, para asegurar la adecuación nutricional y evitar posibles desequilibrios, sólo se debe seguir esta dieta bajo la supervisión de un dietista con experiencia en trastornos digestivos.

Si tiene SII, considera esta dieta si:

- Tienes síntomas intestinales todo el tiempo.
- No has respondido a las estrategias para aliviar el estrés.

- No has respondido a los consejos de dieta de primera línea, incluso el ajuste del tamaño y frecuencia de comidas y la restricción de ingesta de alcohol, café, alimentos picantes y otros alimentos que lo desencadenen.

Aunque hay un poco de especulación de que la dieta puede beneficiar otras afecciones como diverticulitis y problemas digestivos inducidos por el cuerpo, hace falta más investigación. Ya que esta dieta es un proceso complicado, no se debe probar por primera vez mientras viajas o estás en un periodo de estrés o ajetreo.

## Pasos para seguir una dieta baja en FODMAP

Una dieta baja en FODMAP es completa y consta de tres etapas:

### *Primera etapa: supresión*

Es una etapa que implica evitar estrictamente los alimentos ricos en FODMAP.

Las personas que siguen esta dieta generalmente piensan que deben evitar todos los FODMAP a largo plazo, pero esta fase solo debería durar de 4 a 8 semanas. Eso es porque los FODMAP son muy importantes para la salud intestinal.

Algunas personas notaron una mejora en los síntomas en la primera semana, mientras que, para otras, la mejora continuó durante las ocho semanas. Hasta el 75% de las personas que siguieron esta dieta reportaron síntomas mejorados dentro de las ocho semanas.

Una vez que tengas un alivio adecuado de tus síntomas digestivos, puedes avanzar a la segunda etapa.

### *Segunda etapa: Reintroducción*

Esta fase incluye la reintroducción sistemática de alimentos ricos en FODMAP. Aunque su duración varía de persona a persona, suele durar de 6 a 10 semanas. El propósito de esta fase es doble:

- Para identificar los tipos de FODMAP que toleras, ya que pocas personas son sensibles a todos ellos.
- Para establecer la cantidad de FODMAP que puedes tolerar, conocido como tu nivel de umbral.

En esta etapa, prueba cantidades de alimentos específicos uno por uno por unos tres días.

Se recomienda seguir una dieta estricta baja en FODMAP al probar cada alimento y esperar 2-3 días antes de reintroducir nuevos alimentos para evitar efectos aditivos o cruzados.

Una vez que se ha establecido una tolerancia mínima, puedes probar tu tolerancia a dosis más altas, ingesta más frecuente y combinaciones de alimentos con alto contenido de FODMAP, pero recuerda tomar un descanso de 2 a 3 días después de cada prueba.

También es importante recordar que, a diferencia de la mayoría de las personas con alergias alimentarias que deben evitar ciertos alérgenos por completo, las personas con SII pueden tolerar pequeñas cantidades de FODMAP.

### *Tercera etapa: Personalización*

Esta fase también se conoce como "dieta modificada baja en FODMAP" porque todavía estás restringiendo algunos FODMAP, pero reintroduciendo los bien tolerados en tu dieta.

En otras palabras, en esta etapa, la cantidad y el tipo de FODMAP se adaptan a las tolerancias individuales que identificaste en la segunda etapa.

Una dieta baja en FODMAP no es un enfoque único para todos ni una dieta para toda la vida. El objetivo final es reintroducir alimentos ricos en FODMAP dentro de su nivel de tolerancia personal.

Llegar a las etapas finales para agregar variedad y flexibilidad a su dieta es fundamental. Estas cualidades se asociaron con un mejor cumplimiento a largo plazo, calidad de vida y salud intestinal.

# Tres cosas que hacer antes de comenzar

Sigue estos tres pasos antes de que comiences a hacer la dieta baja en FODMAP.

### *Asegurate de tener SII*

Los síntomas digestivos suceden en muchas enfermedades, algunas inofensivas y otras más graves.

Los síntomas del SII también son comunes en otras enfermedades crónicas, como la enfermedad celíaca, la enfermedad inflamatoria intestinal, la enfermedad intestinal y el cáncer de colon.

Por lo tanto, debes consultar a tu médico para descartar estas otras enfermedades. Una vez que se descartan, tu médico puede confirmar que tienes SII utilizando los criterios de diagnóstico oficiales del SII. Debes cumplir con los siguientes tres criterios para ser diagnosticado:

- **Dolor de estómago constantemente**: por lo general, el dolor sucede al menos un día a la semana en los últimos tres meses.
- **Los síntomas de heces**: se relacionan con la defecación, asociados con un cambio en la frecuencia de deposiciones o en la apariencia de los excrementos.
- **Síntomas persistentes**: se ha experimentado síntomas constantes en los últimos tres meses,

con un inicio de síntomas al menos seis meses antes del diagnóstico.

***Prueba estrategias de modificación de estilo de vida y de dieta***

Una dieta baja en FODMAP es un proceso que exige mucho tiempo y recursos. Es por eso que aún se considera un consejo dietético de segunda línea en algunos países y se usa para personas con SII que no responden a las estrategias de primera línea.

***Planifica con anticipación***

Puede ser un reto seguir las limitaciones de la dieta baja en FODMAP. Estos son algunos consejos para ayudarte a prepararte.

- **Descubre qué comprar:** asegúrate de tener acceso a listas creíbles de alimentos bajos en FODMAP.
- **Deshazte de los alimentos ricos en FODMAP:** limpia la nevera y despensa de los alimentos para que no seas tentado.
- **Haz una lista de compras:** crea una lista de compras baja en FODMAP antes de ir a la tienda a comprar, así evitarás alimentos que no te hacen bien.
- **Lee en detalle los menús:** tienes que relacionarte con las opciones de menú bajas en FODMAP para que te prepares cuando salgas a cenar.

### *La dieta baja en FODMAP puede ser deliciosa*

El ajo y la cebolla son muy ricos en FODMAP. Esto ha llevado a una idea errónea común de que las dietas bajas en FODMAP carecen de sabor.

Si bien muchas recetas requieren cebollas y ajo, puede elegir entre muchas hierbas, especias y condimentos bajos en FODMAP.

Además, aún puedes obtener el sabor del ajo usando aceite de ajo filtrado bajo en FODMAP. Esto se debe a que el FODMAP del ajo no es liposoluble, por lo que el sabor se transfiere al aceite, pero el FODMAP no lo es.

### *Sugerencias de condimentos bajos en FODMAP*

Estas especias, hierbas, condimentos son perfectos para la alimentación baja en FODMAP. Esto de acuerdo con un estudio llamado: "La dieta baja en FODMAP y su aplicación en el este y sudeste de Asia" - PMC (nih.gov):

- Chiles
- Cebollín
- Jengibre
- Fenogreco
- Hierba de limón
- Cúrcuma
- Azafrán
- Pimienta
- Semillas de mostaza

# Los vegetarianos y la dieta baja en FODMAP

Los FODMAP pueden ser bajos en una dieta vegetariana equilibrada. Sin embargo, seguir una dieta baja en FODMAP puede ser más desafiante si no comes carne.

Esto se debe a que los alimentos ricos en FODMAP, como los frijoles, son la principal proteína vegetal en una dieta vegetariana.

Sin embargo, puede incluir una pequeña porción de frijoles enlatados y enjuagados en una dieta baja en FODMAP, ya que tienden a tener menos FODMAP que los frijoles cocidos. Las porciones suelen ser de aproximadamente 1/4 de taza (64 gramos).

Otras opciones bajas en FODMAP y ricas en proteínas para vegetarianos incluyen tempeh, tofu, huevos, quinua y la mayoría de las nueces y semillas.

¿Y si los síntomas no mejoran?

Este tipo de dieta no funciona para todos, de hecho, se dice que un 30 % de las personas no responden en absoluto a la dieta. Por fortuna, otras terapias no dietéticas pueden ayudar, habla con el médico si quieres explorar opciones. Dicho esto, antes que renuncies a la dieta baja en FODMAP, sigue los siguientes pasos:

### *Verifica dos veces las listas de ingredientes*

Los alimentos en envases normalmente contienen fuentes ocultas de FODMAP. Los culpables comunes incluyen la cebolla, sorbitol, ajo y el xilitol que puede desencadenar síntomas, incluso en cantidades pequeñas.

### *Considera la precisión de tu información*

Hay muchas listas de alimentos bajos en FODMAP en línea. Pero, solo dos universidades proporcionan listas y aplicaciones de alimentos FODMAP completas y validadas: King's College London y Monash University.

### *Considera otros factores estresantes de la vida*

La dieta no es el único factor que puede agravar los síntomas del SII, el estrés también lo detona.

Es más, no importa lo efectiva que sea tu dieta, seguramente los síntomas persisten si estás bajo un gran estrés.

Una dieta baja en FODMAP puede mejorar mucho los síntomas digestivos en personas con SII. Pero, la dieta involucra un proceso de tres etapas que puede tomar unas ocho semanas para que sientas mejoras y no todas las personas con SII responden.

A menos que lo necesites, la dieta puede hacer más daño que bien, porque los FODMAP son prebióticos que respaldan la salud del intestino. Además, los alimentos ricos en FODMAP son fuentes dietéticas de valor con minerales y vitaminas.

La dieta baja en FODMAP se consigue simplemente evitando los alimentos ricos en carbohidratos. Fue en 2005 que el grupo de investigadores sugirió por primera vez el concepto para el manejo del SII. Esto según estudio de Punto de vista personal: "Alimento para el pensamiento: estilo de vida occidental y susceptibilidad a la enfermedad de Crohn. La hipótesis FODMAP" - PubMed (nih.gov).

# Esto es lo que tienes que saber sobre una dieta baja en FODMAP

Además de lo que ya te he contado, estas son cosas que tienes que saber sobre esta dieta.

### Se trata de una dieta baja en FODMAP, no de una dieta SIN FODMAP

Distinto con otras alergias alimentarias, no es necesario que elimines por completo los FODMAP de la dieta, es más, traen beneficios para la salud de tu intestino. Por lo tanto, el consejo es que los coloques en la dieta, hasta que la tolerancia lo permita.

### La dieta baja en FODMAP no está libre de gluten

Por lo general suele ser baja en gluten por defecto, esto es porque el trigo, que es la fuente principal de gluten, se excluye porque tiene un alto contenido de fructanos.

La dieta baja en FODMAP no es una dieta sin gluten, se permiten alimentos como el pan de masa madre que contiene gluten.

### La dieta baja en FODMAP no está libre de lácteos

La lactosa se encuentra comúnmente en los productos lácteos. Sin embargo, muchos productos lácteos contienen niveles bajos de lactosa, lo que los hace bajos en FODMAP.

Algunos ejemplos de productos lácteos bajos en FODMAP incluyen quesos duros y curados, crema batida y crema agria.

### La dieta baja en FODMAP no es una dieta a largo plazo

No se desea ni se recomienda seguir esta dieta por más de ocho semanas. Es más, el proceso de la dieta baja en FODMAP implica tres pasos para colocar los FODMAP en la dieta hasta la tolerancia personal.

### ¿La dieta baja en FODMAP es nutricionalmente equilibrada?

Aún puedes cumplir con los requisitos nutricionales con la dieta baja en FODMAP, pero, como cualquier dieta restrictiva, tiene más riesgos de deficiencias nutricionales. Se debe tener en cuenta la ingesta de fibra mientras sigues una dieta baja en FODMAP.

### Fibra

Muchos alimentos ricos en fibra también son ricos en FODMAP. Por lo tanto, las personas a menudo reducen su consumo de fibra con dietas bajas en FODMAP.

Esto se puede evitar reemplazando los alimentos ricos en FODMAP y ricos en fibra (como frutas y verduras) con variedades bajas en FODMAP que aún proporcionan mucha fibra dietética.

Las fuentes de fibra bajas en FODMAP incluyen fresas, frambuesas, naranjas, judías verdes, zanahorias, espinacas, arroz, avena, quinua, pan integral sin gluten y semillas de lino.

### Calcio

Los productos lácteos son una alta fuente en calcio. Sin embargo, muchos productos lácteos se restringen de una dieta baja en FODMAP. Por esto la ingesta de calcio puede disminuir al seguir la dieta.

Las fuentes de calcio bajas en FODMAP incluyen el queso duro y añejo, yogur y leche sin lactosa, pescado de lata con huesos comestibles y nueces fortificadas con calcio, leche de arroz y avena.

### ¿Si sigues una dieta baja en FODMAP debes evitar la lactosa?

La lactosa es el D i-sacárido en los FODMAP.

Se le suele llamar azúcar de la leche porque está en productos lácteos como queso, yogur o leche.

La intolerancia a la lactosa, una enzima que digiere la lactosa, ocurre cuando su cuerpo no produce suficiente lactosa.

Esto puede causar problemas digestivos con la lactosa, que es osmóticamente activa, lo que significa que atrae agua y es fermentada por las bacterias intestinales.

Además, que siga existiendo la intolerancia a la lactosa en personas con SII es variable, con informes que van del 20 al 80 %. Por tanto, la lactosa se restringe en una dieta baja en FODMAP.

Si sabes que no eres intolerante a la lactosa, no tienes que restringirte a esta en la dieta baja en FODMAP.

Aunque te he hablado de los alimentos que debes incluir en tu dieta, tanto en la dieta baja en FODMAP como en la dieta antiinflamatoria, en el siguiente capítulo conocerás qué alimentos no debes consumir si quieres hacer una dieta antiinflamatoria, además de por qué no debes comerlos.

Como puedes ver, con la dieta baja en FODMAP, tienes que pasar por un proceso antiinflamatorio. Es necesario para que te limpies, te prepares y sepas identificar los alimentos que forman parte de tu dieta y que te afectan. Luego del proceso, viene el camino para que comiences a hacer la dieta antiinflamatoria. Ahora quiero que sepas qué alimentos tienes que dejar, por qué y las consecuencias que tendrás al dar ese paso.

# Capítulo 4: Alimentos que no debes comer en este tipo de dieta

Estos son los alimentos que no debes comer en esta clase de dieta porque tienen sus consecuencias. Sea que sigas o no la dieta antiinflamatoria, no deberías consumirlos o abusar de ellos.

## Carbohidratos refinados

Son los alimentos como bollos, pastas, pan blanco, dulces y cereales para el desayuno que tengan carbohidratos refinados.

Los carbohidratos son una parte esencial de una dieta rica y saludable. Entre los carbohidratos, puedes encontrar carbohidratos simples, que son más fáciles de digerir, y carbohidratos complejos, que tardan más en ser digeridos por tu cuerpo.

Cuando los carbohidratos se refinan, pierden muchos nutrientes beneficiosos. Estos se digieren a un ritmo elevado en el cuerpo, lo que hace que el azúcar en la sangre aumente rápidamente y baje nuevamente en un corto período de tiempo, lo que puede provocar problemas de salud en el futuro.

Algunos alimentos que contienen carbohidratos refinados son, por ejemplo, el pan blanco, la harina, la pasta y el arroz. Como señala Herbalife Nutrition, todos estos alimentos se pueden sustituir por panes y pastas elaborados con trigo integral o arroz integral.

Los zumos de frutas, los refrescos o las mermeladas también contienen mucho azúcar extra y sustancias ricas en hidratos de carbono refinados. La mejor opción es comer fruta entera, fresca y de temporada. Esto según la guía basada en evidencia de la Sociedad Alemana de Nutrición: Ingesta de carbohidratos y prevención de enfermedades relacionadas con la nutrición.

### Comida frita
La combinación de los alimentos ricos en grasas y carbohidratos puede ser un doble golpe para la respuesta inflamatoria.

Según el Estudio Internacional de Asma y Alergia en Niños (ISAAC), este alimento hace que los niños y adolescentes sean más propensos a desarrollar asma, rinitis y eccema. Los expertos creen que las grasas saturadas y los ácidos grasos trans de los alimentos fritos pueden afectar el sistema inmunológico de los jóvenes.

Una dieta rica en alimentos fritos puede aumentar significativamente el riesgo de eventos cardiovasculares graves, como un ataque al corazón o un derrame cerebral, según un estudio publicado el lunes en la revista *Heart*.

Los autores del estudio, dirigido por el Centro de Ciencias de la Salud de la Universidad de Shenzhen (China), advirtieron que el riesgo aumentaba exponencialmente con apenas 114 gramos de comida frita a la semana.

En general, los hábitos alimenticios occidentales no contribuyen a una buena salud cardiovascular, pero hasta ahora no estaba claro exactamente cómo afecta la ingesta de alimentos fritos, dicen los expertos.

Para ilustrar este punto, los investigadores seleccionaron 19 estudios relevantes publicados hasta 2020.

Primero, recopilaron datos de 17 estudios, incluyendo 562 445 participantes y 36 727 eventos cardiovasculares graves, como ataques cardíacos o accidentes cerebrovasculares, para evaluar el riesgo de enfermedades cardiovasculares.

Luego, combinaron los datos de otros seis estudios, incluyendo 754 873 participantes y 85 906 muertes documentadas durante un período de seguimiento medio de 9,5 años, para evaluar la asociación del consumo de alimentos fritos con la enfermedad cardiovascular y el vínculo potencial con las muertes.

Descubrieron que, en comparación con la categoría de consumo semanal más bajo de alimentos fritos, los del grupo más alto tenían un 28 % más de riesgo de eventos cardiovasculares graves y un 22 % y un 37 % más de riesgo de enfermedad coronaria e insuficiencia cardíaca, respectivamente.

Los autores notaron que estos porcentajes de riesgo aumentaron en un 3%, 2% y 12%, respectivamente, con un aumento de solo 114 gramos de comida frita por semana.

Todos estos números pueden incluso ser bastante conservadores, ya que varios de los estudios analizados para este trabajo incluyeron solo una forma de freír, ya sea pescado o papas fritas, en lugar de la ingesta general de alimentos fritos.

Cómo los alimentos fritos juegan un papel en el desarrollo de la enfermedad cardiovascular tampoco está del todo claro, señalan.

Los autores argumentan que el alimento frito aumenta la ingesta de energía debido a su alto contenido de grasa, y que produce "ácidos grasos trans" no saludables a partir de los aceites hidrogenados utilizados para freír.

Este método de cocción también aumenta la producción de otros derivados químicos que afectan la respuesta inflamatoria del organismo.

Concluyeron que otros platos, como el pollo frito o las papas fritas, tienen un alto contenido de sal y, además, a menudo se combinan con bebidas con alto contenido de azúcar, especialmente en los restaurantes de comida rápida.

### *Gaseosas y bebidas azucaradas*

El azúcar es un modo rápido para aumentar la inflamación y las gaseosas tienen mucho de esto.

Los refrescos, las bebidas energéticas, las gaseosas, los jugos y todos los productos con azúcar agregado se encuentran entre las bebidas azucaradas que conocemos. Ahora, por sí solo, el azúcar no es malo en absoluto. Además, es absolutamente necesario. Así que ¿Por qué son malas estas bebidas?

El azúcar es un producto natural que pertenece al grupo de los hidratos de carbono simples, que se digieren rápidamente y aportan energía. Es una fuente muy importante de combustible para nuestras células, pero entregar energía tan rápido es un arma de doble filo.

Como se ha visto, las bebidas azucaradas son malas para la salud porque además de aportar calorías vacías, han perdido todas sus propiedades nutricionales por ser ultra procesadas y pueden hacer que te excedas en tu ingesta diaria de azúcar. Hacen cualquier cosa de vez en cuando, pero nunca forman parte de nuestra dieta diaria.

Como se ha mencionado, la Organización Mundial de la Salud ha confirmado que el consumo de bebidas azucaradas y refrescos contribuye directamente a más de 650 000 muertes a nivel mundial cada año. Esto no es sorprendente, ya que su uso excesivo puede abrir la puerta a otras enfermedades, como veremos a continuación.

### Obesidad y sobrepeso

En todo el mundo, 1900 millones de personas tienen sobrepeso y 650 millones son obesas. Después de todo, la obesidad es una enfermedad. Aceptarlo es el primer paso, tanto en lo personal como en lo social.

El consumo de bebidas azucaradas, por su gran aporte calórico y la formación inducida de depósitos de grasa, conduce a muchos casos de sobrepeso y obesidad (diagnosticada cuando el IMC es superior a 30). Esto abre la puerta a innumerables enfermedades: enfermedades del corazón, cáncer, diabetes, enfermedades de los huesos, problemas emocionales y más.

### Diabetes tipo 2

La diabetes tipo 2 es una enfermedad endocrina donde consumir mucho azúcar causa defectos en la síntesis de la insulina. La insulina es una hormona producida por el páncreas que tiene el trabajo de regular los niveles de azúcar en la sangre.

Beber una lata de bebida azucarada al día duplica el riesgo de desarrollar esta enfermedad crónica, que es incurable y requiere tratamiento de por vida, con inyecciones de insulina. La diabetes es una enfermedad muy grave.

De hecho, la incapacidad de metabolizar el azúcar y permitir que circule libremente en el torrente sanguíneo (si no se trata) puede tener consecuencias devastadoras para el cuerpo: pérdida de peso, visión borrosa, sed, llagas, debilidad, fatiga, mayor riesgo de enfermedad cardiovascular, daño renal, depresión e incluso la muerte.

### *Caries*

Las caries dentales son uno de los problemas de salud más comunes en el mundo, y las bebidas azucaradas son uno de los principales factores de riesgo para su desarrollo. Los azúcares que contienen no solo dañan el esmalte dental, sino que son el alimento perfecto para las bacterias patógenas que quieren colonizar nuestra boca.

Estas bacterias crecen en la superficie del diente y hacen agujeros en el diente. Cuando estos llegan a las capas profundas donde los nervios ya están enrojecidos, se presentan síntomas terribles: dolor punzante muy fuerte, manchas oscuras, sensibilidad dental, dolor al beber y al morder, dolor de cabeza, fiebre... si la proliferación de bacterias no se detiene, estos microbios pueden causar la pérdida de dientes porque dañan las raíces de los dientes.

## Hipercolesterolemia

Como ya he mencionado, el azúcar sobrante (casi todo) que las células no pueden consumir se convierte en grasa. Aquí es donde entra en juego el hipercolesterolemia. Además, el consumo de bebidas azucaradas está directamente asociado con niveles elevados de colesterol "malo" y disminución del colesterol "bueno".

Se estima que hasta un 55% de los adultos tienen hipercolesterolemia más o menos severa, con valores de colesterol LDL (malo) por encima de 130 mg/dL de sangre. El principal problema es que demasiado colesterol no causa síntomas, pero este tipo de lipoproteína (lípido + proteína) se acumula en las paredes de los vasos sanguíneos, lo que puede provocar un ataque al corazón o un derrame cerebral.

## Problemas del corazón

Como podemos deducir, el consumo de bebidas azucaradas es responsable de muchas enfermedades cardiovasculares debido a su asociación con la obesidad y la hipercolesterolemia. Estas lesiones cardíacas y vasculares son la principal causa de muerte en el mundo.

En este sentido, el consumo excesivo de refrescos aumenta el riesgo de infarto de miocardio, infarto, accidente cerebrovascular, embolia pulmonar, arritmia cardíaca, y más. El sistema circulatorio nos mantiene vivos. Entonces, cuando sufre un daño, todo el organismo siente las consecuencias.

### *Problemas de hipertensión*

El consumo de bebidas azucaradas también se ha relacionado con la presión arterial alta debido al bloqueo de los vasos sanguíneos causado por el colesterol alto. Es decir, la sangre ejerce demasiada fuerza sobre las paredes de los vasos sanguíneos. Aunque los factores genéticos juegan un papel, los malos hábitos alimenticios son un factor subyacente.

Además de causar dolores de cabeza, hemorragias nasales, problemas respiratorios, etc., la presión arterial elevada también aumenta el riesgo de enfermedad cardiovascular que mencionamos, así como el riesgo de enfermedad renal y pérdida de visión.

### *Insomnio*

Resulta que las personas que toman demasiadas bebidas azucaradas tienen más probabilidades de sufrir insomnio, el trastorno del sueño más común. Son muchos los refrescos con cafeína los que impiden que nos quedemos dormidos a la hora necesaria.

El insomnio es una condición grave que va mucho más allá del cansancio diurno, sentir que nos falta energía, dolores de cabeza, no presentarnos física o mentalmente, o notar que nuestros ojos están pesados. Dormir menos de lo necesario, o no conseguir un sueño profundo, puede perjudicar mucho nuestra salud, tanto física, (aumentando el riesgo de enfermedades cardiovasculares, diabetes, enfermedades óseas, renales e incluso cáncer colorrectal y de mama) como mental (problemas en el trabajo, falta de autoestima, depresión…).

### Hepatopatías

El hígado es el órgano más grande del cuerpo y es responsable de ayudar a digerir los alimentos, almacenar sustancias esenciales y eliminar toxinas. Pues bien, el exceso de bebidas azucaradas puede dar lugar a la acumulación de depósitos de lípidos en el hígado debido a la grasa formada.

Esto abre la puerta a una variedad de enfermedades del hígado, de las cuales la enfermedad del hígado graso es la más prominente. Como su nombre indica, esta patología consiste en una acumulación de grasa en el hígado, lo que dificulta su funcionamiento. En casos muy severos, el tratamiento puede requerir un trasplante.

### Depresión

La depresión es una enfermedad grave, con manifestaciones tanto mentales como físicas, que afecta a más de 300 millones de personas en todo el mundo. Se ha visto asociado el consumo de bebidas azucaradas, aunque en este caso no sabemos si es causa o efecto. Dicho esto, no sabemos si beber bebidas azucaradas aumenta el riesgo de depresión o, por el contrario, si tener depresión hace que las personas sean más propensas a recurrir a estos productos.

No obstante, está claro que, si bien los orígenes de la depresión son muy complejos y claramente no se deben únicamente al consumo de productos cargados de azúcar, los refrescos no nos ayudan mentalmente, en absoluto.

### Baja autoestima

El consumo de bebidas azucaradas está directamente relacionado con la pérdida de autoestima debido a los efectos sobre el peso y la salud mental. Además, es muy común entrar en un círculo vicioso en el que las personas recurren al azúcar para sentirse mejor y es difícil salir del problema. La mejor forma de sentirte bien contigo mismo es comer sano y hacer ejercicio.

### Aterosclerosis

La aterosclerosis es una enfermedad en la que los lípidos se acumulan en las paredes de los vasos sanguíneos debido a trastornos genéticos del metabolismo de las grasas, lo que hace que las arterias se endurezcan y se estrechen.

A pesar de este aparente componente genético, está claro que, si existe una tendencia, el consumo excesivo de bebidas azucaradas es una bomba de relojería porque le proporcionamos a nuestro cuerpo un tipo de grasa (después de que el azúcar se convierte en lípidos) que no es capaz de manejar. Esta enfermedad es una de las principales causas del suministro insuficiente de sangre a las arterias, lo que puede provocar infarto de miocardio y accidente cerebrovascular.

### *Hiperuricemia*

La hiperuricemia se define como un aumento de la concentración de ácido úrico en la sangre y las bebidas azucaradas son uno de los principales factores de riesgo para su desarrollo. El ácido úrico es una sustancia que se produce cuando se metabolizan las purinas, compuestos presentes en las bebidas azucaradas.

Si ponemos demasiadas purinas en el cuerpo, creamos tanto ácido úrico que los riñones no tienen tiempo de procesarlo. Si supera el valor de 7 mg/dl de sangre, nos enfrentaremos a esta morbilidad. La mayoría de las veces no hay síntomas, pero a veces puede provocar una enfermedad llamada gota.

### *Gota*

Cuando el ácido úrico no puede moverse libremente en la sangre, se forman cristales de urato. La gota es una enfermedad en la que los cristales de urato se acumulan en las articulaciones del cuerpo debido a la hiperuricemia, lo que provoca inflamación y dolor intenso. Por lo general, eso pasa por la noche.

Para tratar esta patología es necesario recurrir a fármacos, especialmente a los antiinflamatorios. Pero incluso si ayudan a prevenir los ataques de gota, es mejor limitar el consumo de refrescos porque las purinas que contienen son un problema grave.

## Carnes rojas

Las hamburguesas, los bistecs, las carnes procesadas como perros calientes, y las salchichas tienen muchas grasas saturadas que pueden acabar causando inflamación.

Desde hace varios años, la OMS recomienda el consumo moderado de carne roja, porque de acuerdo con estudios epidemiológicos, los excesos se relacionan con enfermedades crónicas degenerativas. Para el 2015, la OMS dio a conocer resultados de un estudio que relaciona las carnes rojas y la carne procesada con el cáncer. Esto según información del estudio de ciencia y dieta: lecciones sobre evolución humana. Madrid: Instituto Tomás Pascual, Centro Nacional de Investigación sobre la Evolución Humana.

Se recomienda comer carnes blancas, como pollo por ejemplo y en este caso, pechuga, que es la parte más sana. Consume pescados azules y sigue los alimentos que te contaré más adelante.

## Alimentos grasos trans

Son, por ejemplo, las papas fritas, los productos horneados, las palomitas de maíz, la pizza congelada y otros alimentos que contienen grasas trans. Los alimentos con grasas trans aumentan la cantidad de colesterol malo en el torrente sanguíneo.

La inflamación puede darse en respuesta a diversos factores desencadenantes. Alguno de los cuales como lesiones y contaminación son difíciles de prevenir. Pero, tú tienes más control cuando se trata de la dieta, para mantener a raya la inflamación, al minimizar el consumo de alimentos que la desencadenan.

Las grasas trans se consideran las grasas más desagradables. A diferencia de otras grasas dietéticas, las grasas trans, también conocidas como ácidos grasos trans, aumentan el colesterol "malo" y reducen el colesterol "bueno".

La dieta que es rica en grasas aumenta el riesgo de padecer enfermedades del corazón, la causa principal de muerte en adultos. Cuanto mayor sea el consumo de estas grasas, mayor será el riesgo de sufrir problemas vasculares y cardíacos

Este tipo de grasa es tan malo para el cuerpo que la Administración de Drogas y Alimentos de los Estados Unidos (FDA, por sus siglas en inglés) prohibió a los fabricantes de alimentos colocar la fuente principal de este tipo de grasas en los alimentos y bebidas. Diversos países y ciudades de EE.UU. han restringido el uso de las grasas trans.

La FDA espera que con esta medida se prevengan miles de ataques al corazón y muertes cada año, pero mientras las regulaciones entran en vigor puede que sigan disponibles productos con estas grasas trans.

Hay diversa información sobre las grasas trans y de qué modo evitarlas.

La mayoría de las grasas trans se forman mediante un proceso industrial de adición de hidrógeno a los aceites vegetales, lo que les permite solidificarse a temperatura ambiente.

Este es un aceite que prácticamente es hidrogenado, es más barato, y es menor propenso a que se estropee por lo que los alimentos hechos con él tienen una gran vida útil. Algunos restaurantes usan aceite vegetal parcialmente hidrogenado en las freidoras porque no hace falta que se cambie con tanta frecuencia como pasa con otros aceites.

Hay carnes y productos lácteos que cuentan con cantidades pequeñas de grasas trans naturales. Pero, no se tiene claro cómo las grasas afectan la salud.

Grasas trans en los alimentos

La forma fabricada de grasas trans, denominadas aceites parcialmente hidrogenados, se puede encontrar en una variedad de alimentos, incluidos:

- Alimentos horneados comerciales, galletas, pasteles y tartas

- Palomitas de microondas
- Pizza congelada
- Crema de café no láctea
- Margarina en barra

¿De qué modo te dañan?

Los médicos se preocupan por las grasas trans porque aumentan el riesgo de ataque cardíaco, accidente cerebrovascular y diabetes tipo 2. Las grasas trans también pueden tener un efecto perjudicial sobre los niveles de colesterol.

Hay dos tipos principales de colesterol:

- Colesterol de lipoproteínas de baja densidad (LDL). El colesterol LDL, o "malo", se puede acumular en las paredes de las arterias, que las hace duras y estrechas.
- Colesterol de lipoproteínas de alta densidad (HDL). El colesterol HDL, o "bueno", recoge el exceso de colesterol y lo lleva de regreso al hígado.

Las grasas trans aumentan el colesterol LDL y reducen el colesterol HDL, lo que podría aumentar el riesgo de un ataque al corazón o de un accidente cardiovascular.

Como pudiste ver, cada uno de los alimentos que no se recomiendan tienen una razón de peso para que así sea. Por eso, da el paso a dejarlos, a limpiarte el organismo poco a poco con lo que te he ido enseñando en este trabajo y prepárate para lo que viene, que es aprender a incluir alimentos que desinflamen en tu dieta, como los que te enseñaré en el siguiente capítulo.

# Capítulo 5: Alimentos que sí debes incluir en la dieta antiinflamatoria

Ahora estos son algunos de los alimentos que tienes que incluir en tu dieta antiinflamatoria, aunque en el camino te iré diciendo otras para que formen parte de la desinflamación y recuperes tu salud.

¿Te duelen las manos, los ligamentos o los músculos? El dolor de las articulaciones viene de la alimentación, por eso, algunos alimentos te pueden ayudar a sentirte mejor. Cambia tu dieta y verás cómo te desinflamas.

Nuestras articulaciones tienen una relación de amor-odio. Nos encanta vernos fuertes, corriendo y, por supuesto, dominando la carrera hasta el final. Pero todo cambia cuando el dolor está presente. Sin embargo ¿alguna vez has intentado llenar tu refrigerador con los alimentos más efectivos para combatir el dolor en las articulaciones?

Lo primero que debes saber, según la investigación, es que los alimentos que contienen gluten son los peores para la salud de las articulaciones. Vale la pena mencionar que hay ofertas de carne en los supermercados que pueden mejorar la dieta y aliviar el dolor. A seguir, te presento los mejores alimentos antiinflamatorios.

## Espinaca

Te brinda fuerza contra el óxido. Si te has preguntado en algún momento por qué Popeye consumía espinacas previo a rescatar a Olivia, es porque tiene sus grandes razones. La espinaca es rica en antioxidantes y se ha demostrado que reduce la inflamación, el dolor, y retrasa la progresión de la osteoartritis.

Numerosos estudios confirman que las personas que aumentan su consumo de frutas y verduras tienen menores índices de enfermedades degenerativas. Esto se debe a la gran cantidad de antioxidantes en estos alimentos.

Las propiedades antioxidantes de las espinacas te ayudarán a combatir el daño que los radicales libres hacen a tu organismo. Además, puedes hacer todo tipo de platos deliciosos con espinacas.

## Pescado

El pescado contiene omega 3, un elemento clave en la lucha contra la inflamación.

Los pescados grasos de todo tipo, como el salmón, el atún y la trucha, junto con sus aceites naturales, tienen un alto contenido de ácidos grasos omega-3. Son como "soldados" efectivos en la lucha contra la inflamación porque pueden ayudarte a reducir rápidamente el dolor en las articulaciones. Además, sus altos niveles de vitamina D ayudan a aliviar los síntomas de la artritis y otras enfermedades similares.

*Annals of Rheumatology* publicó los resultados de un estudio realizado en ratones de laboratorio. Los ratones alimentados con ácidos grasos omega-3 de pescado tenían más probabilidades de tener articulaciones sanas que los ratones alimentados con grasas saturadas (especialmente productos derivados de animales) u omega-6 (aceite de girasol). Este es un hecho probado en muchos trabajos.

## Nueces

Todos conocemos el valor nutricional de los frutos secos. Pero también contienen cantidades muy altas de calcio, magnesio, vitamina E o proteínas que estimulan el sistema inmunológico. Específicamente, las nueces son ricas en ácidos grasos omega-3, que pueden ayudar a reducir el dolor de la osteoartritis y la artritis reumatoide.

En un estudio de la Universidad de Pensilvania, se descubrió que una dieta diaria de nueces ayuda a reducir la presión arterial basal (en reposo) y a lidiar con el estrés.

De acuerdo con un estudio de la Universidad de Harvard, se ha comprobado que las nueces pueden reducir el riesgo de diabetes de tipo II y controlarla.

## Azafrán

Esta especie actúa como antiinflamatorio y ayuda a reducir los síntomas de la artritis. Los estudios han demostrado que la crocina, uno de los principales compuestos del azafrán, tiene propiedades antiinflamatorias, antioxidantes y antiproliferativas. Además, la crocina es responsable por el color rojo característico del azafrán. Por lo tanto, es muy eficaz para las personas que sufren de dolor en las articulaciones.

Como un increíble bálsamo, el azafrán no solo tiene propiedades antiinflamatorias, sino que también puede ayudar a fortalecer el cerebro, entre muchos otros beneficios. Su sabor es adictivo.

## Brócoli

Es un alimento básico en todas las listas de alimentos saludables y merece un lugar entre los mejores alimentos antiinflamatorios. Al contener una molécula llamada sulforafano, ayuda a aliviar el dolor articular y a reducir los síntomas de la artritis reumatoide.

En el estudio "Evidencia clínica y molecular del consumo humano de brócoli, sulforafano y sulforafano" publicado en *Nutrición Hospitalaria*, se registraron parámetros clínicos de los perfiles de glucosa y lípidos en sangre, así como del estrés oxidativo.

# Cítricos y vitamina C

Nuestro sistema inmunológico nunca parece tener suficiente vitamina C. Las naranjas, toronjas y otras frutas cítricas tienen un alto contenido de vitamina C, lo que puede ayudar a prevenir la artritis inflamatoria y el dolor en las articulaciones. La Arthritis Foundation advierte: "Si tiene artritis, obtener la nutrición adecuada puede tener un impacto positivo en su salud y ayudar a aliviar los síntomas de la enfermedad".

Según un estudio publicado en *Annals of Rheumatology*, "Las personas que consumen diariamente mucha vitamina C procedente de la fruta y la verdura tienen tres veces menos probabilidades de desarrollar artritis que las que siguen una dieta defectuosa."

# Cerezas

El cerezo no es solo uno de los árboles más bellos que existen. Los estudios han demostrado que consumir su fruta tiene grandes efectos en las personas con osteoartritis, una enfermedad dolorosa que daña el tejido que cubre los extremos de los huesos en las articulaciones.

Las antocianinas de las cerezas tienen excelentes propiedades antiinflamatorias. Hay muchos más beneficios: alivio y prevención de los ataques de gota, por ejemplo.

No tienes excusas porque tienes mil formas de consumir antocianinas. Estos pigmentos también se encuentran en otras frutas rojas y moradas, como fresas, frambuesas, arándanos y moras.

De acuerdo con un estudio de Scielo "El consumo de cerezas como estrategia de mitigación del daño muscular y la inflamación en seres humanos", las cerezas son frutas que contienen antocianinas, conocidos compuestos fenólicos que sirven de pigmentos en la naturaleza. Se sugiere que el pigmento puede promover un potente efecto antioxidante y antiinflamatorio cuando es consumido por los seres humanos.

## Control de la proteína C reactiva

Diferentes trabajos científicos han demostrado que los alimentos integrales, como la pasta integral, la avena, el arroz o los cereales integrales, reducen los niveles de proteína C reactiva en nuestra sangre.

Esta proteína se ha relacionado con varias enfermedades, incluida la artritis. Se envía al torrente sanguíneo en respuesta a la inflamación, que es la forma en que el cuerpo protege los tejidos cuando se produce una lesión o una infección. En definitiva, provoca dolor, enrojecimiento e hinchazón en la zona lesionada o afectada.

# Ajo

Además de ser uno de los sabores estrella del verano, el ajo hace maravillas en la prevención de síntomas y enfermedades. Es también un excelente alimento antiinflamatorio.

A parte de reducir la presión arterial y prevenir enfermedades cardíacas, también puede ayudar a reducir los síntomas de las articulaciones inflamadas y el riesgo de osteoartritis.

El ajo contiene alicina, un líquido amarillento que se encuentra cuando se tritura o se corta el ajo. Tiene varias propiedades: es antiinflamatorio, antibacteriano, antioxidante y mejora la circulación sanguínea.

# Frijoles pintos

Como ha demostrado la investigación, las legumbres son uno de los principales alimentos que deben incluirse en una dieta antiinflamatoria. De estos, uno de los más interesantes es el frijol pinto, también conocido como frijol de la Olla.

Los frijoles pintos tienen un alto contenido de fibra y ayudan a reducir los niveles de proteína C reactiva, al igual que los alimentos integrales. También son ricos en proteínas, ácido fólico, hierro, magnesio y potasio, que estimulan nuestro sistema inmunológico.

## Remolacha

Ya el rojo nos deja ver algo interesante porque sabemos que eso significa que son ricos en antioxidantes. La remolacha es rica en betaína, un antioxidante muy bueno para que se prevengan y combatan procesos inflamatorios.

Es un vegetal que ayuda a reparar células dañadas lo que a la vez aumenta los niveles de minerales, como magnesio o potasio, que son necesarios para aliviar la inflamación.

En un estudio que se realizó en 2014, se investigaron los efectos que tenían el zumo de remolacha en los niveles de glucosa en sangre. Estos efectos mostraron que un alto contenido de neobetanina en la respuesta temprana de la insulina en individuos sanos, con un consumo de unos 225 ml o algo menos de medio vaso de zumo, dio lugar a una supresión significativa de los niveles de glucosa después de comer.

Los antioxidantes ayudan a prevenir enfermedades cuando se combaten radicales libres que pueden afectar a las células. El daño celular que sucede por los radicales libres se llama estrés oxidativo y se relaciona con enfermedades graves como cáncer y enfermedades del corazón.

## Arándanos

Los arándanos son pequeñas bayas de color azul oscuro o rojo con un sabor dulce y agrio. Pertenecen a la familia de las bayas y son consideradas una de las frutas más saludables del planeta.

Lo son porque son ricos en antioxidantes, que ayudan a combatir la inflamación y también el envejecimiento prematuro al neutralizar los radicales libres. Son buenos para el corazón, la vista, la memoria y para bajar de peso.

## Aceite de coco

El aceite de coco es un regalo de la naturaleza y es excelente para combatir el estrés oxidativo y cualquier inflamación.

Si tienes osteoporosis o inflamación por artritis, una cucharada de aceite de coco al día puede ser muy beneficiosa para ti. Además de tener muchas otras cualidades, también es uno de los mejores alimentos antiinflamatorios que puedes comer.

## Salmón

El salmón es sano, nutritivo y delicioso. Es cierto que puede ser un poco caro, pero definitivamente vale la pena comerlo una o dos veces por semana. Es suficiente para cuidar nuestro corazón, huesos y cerebro.

Servido con espárragos y un vaso de zumo de limón, es una cena deliciosa con propiedades antiinflamatorias.

El salmón es una excelente fuente de ácidos grasos esenciales omega-3.

## Semillas de lino

Las semillas de lino también son una fuente de omega-3, fitonutrientes y antioxidantes.

Contienen polifenoles que previenen el envejecimiento celular, equilibran las hormonas y mejoran la salud cerebral.

Las semillas de lino también son buenos probióticos que cuidan nuestra salud digestiva y combaten levaduras como la cándida.

Recuerda rallarlos y espolvorearlos en tus comidas. Son uno de los mejores alimentos antiinflamatorios que también debes tener en casa.

## Cúrcuma

La cúrcuma se considera un gran alimento antiinflamatorio porque contiene curcumina, un compuesto muy potente que alivia el dolor asociado con, por ejemplo, la artritis reumatoide.

La cúrcuma contiene una citocina, un elemento que es eficaz para reducir los marcadores de inflamación.

Un uso que le puedes dar es como reemplazo del colorante alimentario para darle un tinte amarillento a tus comidas. La cúrcuma es natural y muy saludable, además nos aporta múltiples beneficios.

# Jengibre

El jengibre es una especia antigua utilizada en la cocina y la farmacopea tradicionales asiáticas. Es picante cuando está fresco y seco, lo que aumenta su tropismo por el bazo, el estómago y los pulmones, y condiciona especialmente el aspecto de estos órganos, lo que lo convierte en un buen tónico digestivo. En nuestro estudio, hablamos a menudo de los beneficios del jengibre, ya que es un antiinflamatorio natural y se considera adecuado para reducir el dolor articular.

## Piña

Gracias a la bromelina, podemos reducir el proceso inflamatorio provocado por la artritis a una simple inflamación del estómago causada por una indigestión.

Consúmelo de forma regular y responsable. Incluso puedes hacer una deliciosa ensalada con espinacas, nueces y trozos de piña que satisfará tu paladar y cuidará tu salud.

Cada uno de estos alimentos son saludables, no solo por lo que contienen, sino por lo que generan en tu cuerpo. Por eso, consume ajo, no dejes de ponerle frijoles pintos a tu plato, acuérdate de las grandes bondades de la remolacha y haz lo posible para que las semillas de lino no estén ausentes en tu dieta semanal. Come sano, siempre pensando en desinflamarte y en poco tiempo comenzarás a notar la diferencia. En el siguiente capítulo te hablaré de un plan de dieta, pero no con recetas como tal, sino el proceso que puedes ir preparando tú, con tu estilo de vida y tus gustos, pero basado en ingredientes antiinflamatorios.

# Capítulo 6: Plan de dieta antiinflamatoria para el día a día

En este capítulo te quiero hablar de cómo empezar a alimentarte. No te daré ninguna receta para no aburrirte, pero te explicaré cómo hacer tu lista, preparar lo que necesitas para empezar a comer bien y tener la mentalidad adecuada cuando vayas al supermercado.

Si te quieres alejar de las enfermedades o controlar alguna de ellas con una buena alimentación, como la dieta antiinflamatoria, te dejo estos consejos para que los pongas en práctica.

- Incluye frutas y verduras todos los días, en cantidades suficientes que te puedan ofrecer fibra, antioxidantes y polifenoles con efecto antiinflamatorio. Esto está demostrado según un estudio publicado en la *Revista Internacional para la Investigación de Vitaminas y Nutrición.*

- Prioriza el consumo de pescado y reduce las carnes en la dieta habitual. El pescado con grasa es perfecto para que sumes grasas poliinsaturadas como omega-3 al cuerpo.

- Usa aceite de oliva extra virgen como cuerpo graso principal y así conseguirás muchos antioxidantes.
- Elige granos enteros y legumbres para que consigas hidratos de calidad y fibra que puedan contrarrestar el efecto del estrés oxidativo en el cuerpo y controlar los procesos inflamatorios.
- Evita los productos ultra procesados en la dieta habitual y elige alimentos frescos y de temporada.
- Agrega una variedad de hierbas y especias a su plato para añadir sabor, nutrientes y antioxidantes.
- Incorpora frutos secos y semillas en tu alimentación habitual, que son una gran fuente de grasas insaturadas, fibra y antioxidantes.

## Lista de compra

Cuando vayas a ir al supermercado, anota en tu lista estos ingredientes que no pueden faltar:

- Cuando pases por el área de los pescados y carnes, tienes que elegir aquellos buenos para ti, como sardina, atún, boquerón, caballa, arenque y salmón.
- Luego, cuando vayas con tu carrito por el área de las frutas, elige fresas, cerezas, arándanos, manzanas, granadas, naranjas y limones.

- A pocos pasos encuentras verduras, como espinaca, brócoli, otros de hoja verde, tomate, ajo y cebolla.
- En el área de carnes, toma aquellas magras como el pavo y el pollo.
- Como tienes que consumir grasas, debes elegir aquellas que son de alta calidad y sanas, como el aceite de oliva virgen extra y el aceite de cacahuete. Compra aceites de marcas reconocidas y no de las marcas de los supermercados.
- Incluye en tu lista una buena cantidad de legumbres.
- En el área de cereales tienes que colocar avena, cebada y salvado.
- Toma una canasta de huevos y agrégala al carrito.
- Lleva frutos secos, como almendras, nueces y semillas de calabaza y lino.
- Coloca también cúrcuma y azafrán.

La dieta mediterránea es un patrón de alimentación que complementa la actividad física y el clima de los países ribereños del mar Mediterráneo, y tiene varios beneficios para la salud. Puede ir bien de la mano con la dieta antiinflamatoria. Si no sabes de qué se trata, te explico un poco de ella.

En cuanto a la alimentación, la dieta mediterránea se basa en ingredientes procedentes de la agricultura local de países de clima mediterráneo (principalmente España e Italia). Concluye reduciendo el consumo de carne y carbohidratos a favor de más alimentos de origen vegetal y grasas monoinsaturadas.

### *Alimentos básicos que componen una dieta antinflamatoria*

Los ingredientes recomendados incluyen verduras y frijoles, frutas, pescado, carnes blancas, pasta, arroz y nueces, así como vino con moderación. Otro producto muy recomendado es el aceite de oliva, que reduce el riesgo de obstrucción de las arterias debido a su ácido oleico, sus grasas vegetales, y su un alto contenido en carotenoides y vitamina E. La dieta mediterránea favorece el consumo de aceite de oliva frente a otros tipos de aceites, como la mantequilla, por ejemplo. Productos como carnes rojas, dulces y huevos son escasos en este patrón alimentario.

La dieta mediterránea también tiene en cuenta las recetas típicas de estos lugares, elaboradas con productos de temporada, así como los métodos culinarios tradicionales y otros factores culturales, como las costumbres, las tradiciones y las celebraciones de las comidas compartidas con la familia y los amigos.

### *Beneficios para la salud*

Los beneficios para la salud de esta dieta son aún más pronunciados cuando se combina con actividad física. Esto debe ser moderado, pero si es posible al menos 30 minutos al día, cinco días a la semana. Si se complica con el tiempo, debe hacerse con la mayor regularidad posible. Se recomienda caminar a paso ligero, correr, nadar o andar en bicicleta, pero también puedes utilizar cualquier otro ejercicio o actividad que ayude a quemar calorías y grasas, así como al mantenimiento óptimo del cuerpo. Como tal, ayuda a perder peso, controla la presión arterial y el hipercolesterolemia, y retrasa el deterioro cognitivo. La actividad física regular también puede prevenir enfermedades crónicas como la diabetes o el Alzheimer.

Seguir una dieta mediterránea puede mejorar el funcionamiento de varios órganos como los riñones y el corazón, además de ayudar a controlar el peso y aumentar la sensación de buena salud. También se descubrió que las personas con cáncer tenían una tasa de mortalidad inferior a la de las personas de los países nórdicos o de Estados Unidos, que tendían a abusar de la comida rápida, los platos preparados y las grasas.

Este modelo alimentario se ha transmitido de generación en generación en el Mediterráneo durante siglos, evolucionando y adoptando nuevos alimentos y nuevos métodos de preparación, pero conservando las propiedades y características que lo convierten en un modelo de vida saludable accesible a personas de todas las edades y condiciones. Estos productos son fáciles de conseguir y preparar, y existen infinidad de recetas, tanto sencillas como complejas, para sacarle el máximo partido a esta dieta. Además, su importancia para el bienestar personal va más allá de ser una alimentación variada, sana y equilibrada. También hay que tener en cuenta que es bajo en grasas saturadas y azúcar, además de rico en vitaminas y fibra que le ayudan a ser rica en antioxidantes.

En cuanto a las reglas de la dieta antiinflamatoria, debe ser una rotación y variedad de alimentos. Es importante que no te obsesiones con un solo alimento, aunque sea saludable. Por ejemplo, si comes mucho brócoli, terminarás creando un exceso de gases o no teniendo los nutrientes que necesitas.

Además, debes tomar probióticos, porque son las bacterias buenas y las levaduras que viven en el intestino y generan efectos positivos para el equilibrio intestinal. Los encuentras en suplementos que puedes tomar en ayunas y en algunos alimentos como los fermentados, el kéfir, el miso o la kombucha, que es una bebida fermentada sencilla de hacer y que tiene una infinidad de beneficios.

Otro consejo que te doy es que consumas un vaso de agua tibia con el zumo de medio limón en ayunas. Es un clásico, llamado termogénesis, que activa y mejora el metabolismo, a la vez que estimula y depura el hígado. Le puedes agregar vinagre de manzana, cúrcuma, jengibre o cayena. La pimienta cayena cuenta con un efecto termogénico que acelera el metabolismo.

También tienes que consumir omega-3 en la dieta, ya sea en forma de suplemento, dos capsulas cada día, o en forma natural. Lo encuentras en las algas con menos contaminación y le puedes agregar semillas de lino o chía.

Te recomiendo que tomes una cucharada cada día, buscando masticarlas bien o triturarlas antes. Puedes también consumir salmón, aceite de oliva, frutos secos y aguacate. Si vas por el pescado, lo mejor es que uses unos pequeños como boquerones, sardinas y los que te he ido nombrando a lo largo de este libro.

Toma infusiones cada día, estas tienen antioxidantes y un gran poder antiinflamatorio. Puedes consumir té de jengibre, té verde, té matcha o rooibos. Sabe delicioso con leche de avena y cuenta con 10 a 30 veces más catequinas. Si consumes el té verde, que sea una marca de té verde convencional.

La idea es que la base de tu dieta la elijas lo más natural posible. Te recomiendo alimentos enteros, frescos, y muy coloridos.

Evita los antibióticos en la medida de lo posible, recordando que son los que más daño causan a la flora intestinal.

Compra carne ecológica, de este modo te aseguras de que los animales no fueron tratados con hormonas o antibióticos.

Ahora te quiero dejar unas ideas de comidas para cada hora. No se trata de una serie de recetas, sino de ideas para que luego hagas combinaciones según tu creatividad.

Por ejemplo, para el desayuno, puedes hacerte un gran batido verde. Esto lo haces con una taza de leche de almendras, un poco de espinacas, medio plátano congelado, media taza de piña, dos cucharaditas de chía, y una cuchara de crema de almendras. Batirás todos los ingredientes y añadirás copos de coco, canela y tres anacardos triturados. También te puedes hacer un zumo verde, con una naranja en gajos, espinacas y una zanahoria. Licúas todo y le pones un poco de estevia.

Para la comida, puedes hacer fideos de arroz y alubias con pimiento morrón, espárragos, cebolla y zanahoria. Rebanas los pimientos, zanahoria y cebolla muy finos, los asas en una sartén con un toque de aceite de coco o de oliva. Le agregas los espárragos hasta que se doren, le pones un poco de soja y limón. Después mezclas una taza de fideos de arroz y media taza de alubias cocido previamente en agua. Los sirves calientes.

Para una merienda te puedes hacer una tortita de arroz, con una cucharada de crema de almendras, te rebanas unas fresas y le pones canela. Una taza de agua de coco más 10 almendras, o unos pedazos de manzana con crema de almendra, nuez troceada con estevia y canela.

Otra idea es medio plátano con una cucharada de crema de almendras. Puedes comerte una manzana verde con pepino en cuadritos, una cucharadita de chía, el zumo de un limón, sal gruesa y un poco de pimienta cayena.

Otra opción es que te hagas un pudín de chía, con media taza de leche de coco y tres cucharadas de semillas de chía. Lo dejas reposar por un cuarto de hora, le pones estevia, y un kiwi en trozos por encima.

Para las cenas, combinas verduras salteadas con aceite de coco, sal gruesa, sésamo y cayena. Le puedes agregar tofu a la plancha marinado con vinagre balsámico, cebolleta y ajo.

Le puedes incluir a tu dieta una ensalada de quinoa con aguacate, pimientos, pepinos cortados pequeños y un aderezo de aceite de oliva, limón y salsa tamari.

Otra opción sería una sopa de calabaza con una ensalada de tomates cerezas, aceitunas Kalamata, espárragos y aguacate. Puedes cortar tomates por la mitad, aceitunas en rodajas y aguacate en cuadrados. Vas a mezclar todo y lo aliñas con una cucharada de aceite de oliva, sal gruesa y vinagre balsámico. Para terminar, le pones un poco de queso feta o de cabra.

Como has observado, hay muchas formas de combinarlos, sólo es cuestión de ser creativo con los ingredientes antiinflamatorios. En conclusión, se puede comer delicioso y saludable.

# Cómo prepararte mentalmente para ir de compras

Crear nuevos hábitos alimentarios no es solo cuestión de voluntad: los pensamientos juegan un papel fundamental tanto en la motivación inicial como en la incorporación de nuevos comportamientos a la vida cotidiana.

Miguel Bettin, Doctor en Psicobiología por la Universidad Complutense de Madrid y director de FundaCreSer, una fundación para el tratamiento de personas con trastornos alimentarios, explicó que la mente es fundamental para crear nuevos hábitos, ya que estos hábitos son los resultados de la estructura mental convertida en comportamientos.

Estos hábitos a menudo están tan enraizados en el pensamiento y el comportamiento que tratar de cambiarlos puede ser una tarea abrumadora. Como dicen los expertos, "No hay nada más difícil para el ser humano que cambiar de hábitos". Afortunadamente, esto no es imposible.

Parte de este proceso comienza con el reconocimiento de que hay un problema que debe resolverse y el pleno convencimiento de que es necesario hacerlo. Para esto, la motivación es importante. Los circuitos motivacionales están en el cerebro, así como en los procesos mentales, y para activarlo puede ser útil tener pensamientos positivos. Por ejemplo, imagínese lo que va a conseguir, tener un aspecto más saludable, con una glucemia y una tensión arterial adecuadas, estar más delgado, llevar ropa nueva, estar más ligero de movimientos, etc.

Esta creencia proporciona el impulso inicial. Esto es tan importante que las personas que se ven obligadas a hacer dieta en lugar de tomar sus propias decisiones no suelen conseguir cambiar su forma de comer.

Es importante señalar que algunas personas, por más que quieran motivarse, no son capaces de hacerlo. La ayuda profesional de un médico o un psicólogo puede ser bienvenida.

Para mantenerte motivado, se utilizan reforzadores positivos para ayudar al cerebro. Por ejemplo, puedes buscar elementos que signifiquen un progreso en el proceso, reconocer los logros propios y ver más un vaso medio lleno que un vaso medio vacío.

Ya viste que comer sano no es aburrido, al contrario, te puedes preparar unas cenas deliciosas y llenas de nutrientes. Podrás comenzar a desinflamarte y así te irás alejando de todas las enfermedades que vimos en los capítulos anteriores. ¿Quieres mejorar físicamente? Cambia lo que comes, investiga sobre la alimentación y ten recetas que te gusten pero que sean sanas.

En el siguiente capítulo te hablaré de los suplementos alimenticios y de cómo integrarlos en tu vida cotidiana.

# Capítulo 7: Suplementos alimenticios y cómo consumirlos

Los suplementos alimenticios son esos que tomes para mejorar la salud y el bienestar. En estos entran las vitaminas, los minerales y las hierbas. El modo más común de consumirlos es en forma de cápsula. También los puedes conseguir en polvo, alimentos o bebidas. Los suplementos no se destinan a curar enfermedades o problemas de salud.

Las vitaminas y minerales son denominados micronutrientes. Nutren el cuerpo y ayudan a que se mantenga sano. Los puedes conseguir en muchos alimentos.

Debes intentar comer una variedad de alimentos saludables como frutas, verduras, carnes magras y pescado. Si no lo haces, es posible que no obtengas todos los micronutrientes que tu cuerpo necesita. Tomar un multivitamínico puede ayudar, pero no hay evidencia de que ayude a reducir el riesgo de cáncer o enfermedades del corazón.

Las personas que pueden beneficiarse de un multivitamínico incluyen:

- Las mujeres embarazadas o que buscan quedar encinta.
- Las mujeres en periodo de lactancia y las que tienen muchas menstruaciones.
- Las mujeres que pasan por la menopausia.
- Las personas que no comen productos animales, como los veganos y los vegetarianos.
- Las personas que se han sometido a una cirugía de bypass gástrico para perder peso.
- Las personas que tienen enfermedades de estómago, hígado, páncreas o vesícula biliar.
- Los que tienen problemas de inflamación y buscan mejorar su estado con una buena alimentación.

Según el Departamento de Agricultura de los Estados Unidos (USDA), los adultos viviendo en los Estados Unidos no consumen suficiente cantidad de los siguientes micronutrientes:

- **Calcio:** la cantidad diaria de calcio necesaria es de 1.000 mg para hombres y mujeres de 31 a 50 años, 1.100 mg para hombres y mujeres de 51 a 70 años y 1.200 mg para personas mayores de 70 años.
- **Fibra:** la cantidad requerida es de 25 gramos para las mujeres y 38 gramos para los hombres.
- **Ácido fólico:** se requieren 400 microgramos por día.

- **Hierro:** 8 mg para los hombres y 18 mg para las mujeres entre 19 y 50 años. Para las mujeres mayores de 51 años, es necesario ingerir 8 mg de hierro por día.
- **Magnesio:** se necesitan 320 mg para las mujeres mayores de 50 años y 420 mg para los hombres mayores de 50 años.
- **Potasio:** 4700 mg para las personas mayores de 50 años.
- **Vitamina A:** 2310 UI (unidades internacionales) para las mujeres y 3000 UI para los hombres.
- Vitamina B12: 2.4 mg.
- **Vitamina C:** 75 mg para las mujeres y 90 mg para los hombres.
- **Vitamina D:** 600 UI para los hombres y 800 UI para las mujeres mayores de 70 años.
- Vitamina E: 15 mg.

Hay cientos de suplementos para elegir. Prometen tratar diversos síntomas. Sin embargo, a menudo falta evidencia para respaldar estas afirmaciones.

A continuación, te quiero presentar tus mejores aliados para tener y mantener un cuerpo sano naturalmente.

# Ajo

Comer ajo con regularidad puede mejorar la circulación sanguínea porque causa vasodilatación, lo que aumenta el diámetro de los vasos sanguíneos para que la sangre fluya más fácilmente, lo que reduce la presión arterial.

Otra propiedad del ajo es que estimula la mucosa gastrointestinal, lo que se traduce en un aumento de las secreciones digestivas y de la bilis. Esto permite una mejor preparación del tracto digestivo para digerir los alimentos.

Un estudio de la Universidad del Estado de Washington publicado en el *Journal of Antimicrobial Chemotherapy* concluyó que el sulfuro de dialilo, un compuesto que se encuentra en el ajo, es efectivo contra el campylobacter, una de las causas más comunes de infecciones intestinales. El efecto del ajo es 100 veces más poderoso que el de los antibióticos populares.

Varios estudios realizados por la Unidad de Epidemiología del Instituto Noruego de Salud Pública han demostrado que la ingesta de frutos secos y verduras, como el ajo, pueden reducir el riesgo de parto prematuro porque protegen contra las infecciones microbianas durante el embarazo.

## Coenzima Q10

La coenzima Q10, también conocida como ubiquinona e CoQ10, es una molécula producida naturalmente por el cuerpo. Permite aumentar la vitalidad y la energía, además de promover la función muscular y cardíaca.

Esta molécula actúa como antioxidante, convirtiendo los nutrientes que ingerimos en energía y protegiendo el organismo de los radicales libres.

Cabe señalar que a partir de los 30-35 años, el nivel de CoQ10 en el cuerpo disminuye, debido a factores como el envejecimiento, el estrés, el tabaquismo o ciertos medicamentos. Es en este momento que la ingesta de vitaminas que contienen este ingrediente se hace necesaria para asegurar una vida estable y saludable.

La coenzima Q10 tiene una gran cantidad de ventajas pero quiero destacar estos:

- Aumenta el oxígeno en el cuerpo, lo que es beneficioso para la resistencia del ejercicio aeróbico.
- Ayuda en la pérdida de peso ya que estimula significativamente el metabolismo.
- Mejora los síntomas en pacientes con insuficiencia cardiaca.
- Aumenta la fertilidad masculina al mejorar la movilidad y la calidad de los espermatozoides.
- Ayuda a evitar complicaciones como el hígado graso en personas obesas.
- Mejora la capacidad del sistema inmunológico y combate la fatiga.
- Alivia los dolores de cabeza al mejorar la función mitocondrial y reducir la inflamación que puede ocurrir durante las migrañas.

- Los productos que contienen CoQ10 penetran en las células de la piel, reduciendo así las arrugas y suavizando las líneas de expresión.

## Sulfato de condroitina

El sulfato de condroitina es una sustancia química que se encuentra en el cartílago humano y animal. Por lo general, se toma por vía oral con glucosamina u otros ingredientes para tratar la osteoartritis.

El sulfato de condroitina es uno de los componentes básicos del cartílago. En la osteoartritis, el cartílago de las articulaciones se rompe. El sulfato de condroitina puede retrasar esta degradación. Por lo general, está hecho de fuentes animales como el tiburón y el cartílago bovino. También se puede fabricar en laboratorio.

El sulfato de condroitina es utilizado para la osteoartritis y las cataratas. Normalmente se usa con otros ingredientes como ascorbato de manganeso, ácido hialurónico, péptidos de colágeno o glucosamina. El sulfato de condroitina también se usa para muchas otras afecciones, pero no hay pruebas científicas sólidas que respalden estos usos.

## Enzimas digestivas

Las palabras "enzimas digestivas para bajar de peso" o "enzimas para quemar grasa" se han vuelto muy populares, y con razón, pero ¿sabes realmente qué son las enzimas digestivas? Las enzimas digestivas son moléculas que se encuentran en nuestro cuerpo y que son responsables de descomponer los polímeros, las moléculas grandes presentes en los alimentos. Gracias a las enzimas, la absorción de los nutrientes que nuestro organismo necesita es más rápida y sencilla.

Para convertir los pepinillos o las papas en vitaminas, minerales, aminoácidos, azúcares y otros componentes que el cuerpo necesita y utiliza, nuestro sistema digestivo debe descomponer los alimentos y convertirlos en nutrientes. Las enzimas digestivas son responsables de esto y se producen cuando digerimos.

El proceso comienza en la boca y continúa en el estómago, pero la etapa más activa del proceso son las enzimas digestivas producidas por el páncreas y el intestino delgado.

## Equinácea

Uno de los beneficios más conocidos de la equinácea es contra el resfriado común, tanto previniéndolo como reduciendo su intensidad y duración. Hay múltiples estudios destinados a verificar este efecto con resultados variables. Hace una década, se publicó un artículo de revisión que confirmaba la utilidad de los suplementos de equinácea en el tratamiento de los resfriados causados por rinovirus. Se ha encontrado que tiene la capacidad de ayudar a reducir la incidencia y la duración del resfriado común. Sin embargo, la publicación tiene algunas limitaciones y la investigación sobre la equinácea continúa con criterios más estrictos y resultados inconsistentes.

## Ginseng

Hay muchos tipos de ginseng, algunos tienen raíces leñosas y otros tienen una textura carnosa.

La raíz es el elemento más medicinal de la planta y se puede comprar seca, entera o en rodajas.

El uso de hojas de ginseng es más limitado.

La raíz de ginseng asiático contiene compuestos activos llamados ginsenósidos, que son responsables por las propiedades medicinales de esta hierba.

Las raíces se secan para ser usadas en forma de tés, cápsulas, así como cremas y otras preparaciones tópicas.

Se cree que el ginseng americano como el asiático dan más energía, los niveles de azúcar se reducen y el colesterol en sangre también. También generan relajación, ayudan con la diabetes y tratan la disfunción sexual masculina.

Beneficios del ginseng para la salud:

- Cáncer: varios estudios han demostrado que el ginseng asiático puede reducir el riesgo de ciertos tipos de cáncer. Las personas que toman ginseng tienen un menor riesgo de desarrollar cáncer de pulmón, hígado, páncreas, ovario y estómago. Varios estudios han demostrado que el ginseng asiático puede retardar o detener el crecimiento tumoral.

- Proveedor de energía: el ginseng ayuda a estimular la actividad física y mental en las personas débiles y cansadas. Un estudio de Mayo Clinic afirma que el ginseng mostró buenos resultados para ayudar a los pacientes con cáncer a reducir la fatiga.
- Función cognitiva: el ginseng mejora el pensamiento y las capacidades cognitivas.
- Efectos antiinflamatorios: el ginseng tiene siete componentes, los ginsenósidos, que pueden tener efectos inmunosupresores.
- Anticancerígeno: el ginseng puede contener sustancias anticancerosas. Los estudios de población en Asia han demostrado que consumir esta hierba puede reducir el riesgo de cáncer.
- Disfunción eréctil: los hombres pueden tomar ginseng para tratar la disfunción eréctil.
- Salud del corazón: el ginseng asiático parece ser un antioxidante. Los

antioxidantes ayudan a eliminar los radicales libres del cuerpo, que pueden dañar el ADN y provocar enfermedades cardíacas, diabetes y otras enfermedades. También reduce los niveles de colesterol malo y aumenta el colesterol bueno.

## Ginkgo biloba

Históricamente, el ginkgo biloba se ha utilizado con fines terapéuticos, especialmente en China, para tratar diversas dolencias. Uno de los beneficios de sus principios activos es la prevención y tratamiento de la enfermedad de Alzheimer. Sin embargo, no existe evidencia científica de su eficacia en la prevención y el tratamiento de cualquier tipo de demencia. "La única indicación en este ámbito autorizada por la Agencia Europea del Medicamento (EMA) es para mejorar el deterioro cognitivo asociado a la edad y la calidad de vida en las demencias", apunta Rubio. Se utiliza en algunos pacientes con demencia leve para mejorar los síntomas, pero no detiene la progresión de la patología.

Estos son otros problemas y dolencias que tradicionalmente se tratan con Ginkgo biloba, a pesar de no contar con el respaldo médico y científico adecuado:

- Ansiedad.

- Diversas funciones mentales: mejora la memoria, la velocidad de pensamiento, la concentración, etc.
- Problemas de visión en personas con diabetes.
- Síndrome premenstrual.

# Glucosamina

La glucosamina, un amino azúcar sintetizado naturalmente a partir de la glucosa, juega un papel clave en la formación del cartílago articular. La glucosamina está presente en casi todos los tejidos humanos, aunque se encuentra en concentraciones más altas en el hígado, los riñones y el cartílago.

La glucosamina es necesaria para la formación de superficies articulares, tendones, ligamentos, líquido sinovial, piel, huesos y uñas. Tiene cierta importancia en la formación de vasos sanguíneos y secreción mucosa en determinados órganos como el sistema digestivo o el respiratorio. La glucosamina también es necesaria para la síntesis de compuestos como glicolípidos, hialuronatos, glucosaminoglicanos o glicoproteínas.

# Probióticos

Si bien consumir probióticos tiene efectos positivos en todo nuestro organismo, te contamos seis beneficios específicos que obtienen las personas que incluyen regularmente probióticos en su dieta.

### Combaten la obesidad y la diabetes

Varios estudios han confirmado que consumir probióticos puede ayudar a mejorar el metabolismo de la glucosa y las grasas.

### Ayudan a tu salud emocional

Tomar probióticos puede ayudarte a reducir el estrés. Ya sabemos que el cerebro y el intestino están conectados. Comer las bacterias adecuadas puede ayudar a promover la relajación. También ayudan a prevenir la ansiedad y la depresión.

### Protegen el hígado

El hígado es un filtro importante para las toxinas en el cuerpo. Muchas de nuestras funciones más básicas dependen de él, por lo que es importante mantenerlo saludable y en buen estado.

Se recomienda consumir diariamente yogur de soja o cualquier otro yogur vegetal que contenga Lactobacillus bulgaricus y thermophilus, las dos bacterias encargadas de convertir la leche en yogur. Esto ayuda a reparar el daño hepático antes de que se convierta en una enfermedad.

### Previenen los resfriados

Los niños que recibieron más probióticos tuvieron tasas más bajas de resfriados y gripe, y si estuvieron enfermos, sus síntomas fueron más leves y menos duraderos.

### *Combaten los efectos secundarios de los antibióticos*

Cuando tomamos antibióticos, a menudo experimentamos efectos secundarios desagradables. Si bien los antibióticos combaten las bacterias dañinas, también destruyen las bacterias buenas que viven en nuestros intestinos, lo que puede provocar molestias intestinales o un desequilibrio entre las poblaciones bacterianas.

Tomar probióticos con antibióticos protege nuestra flora natural y evita los efectos secundarios desagradables de los antibióticos.

### *Alivian el Intestino Irritable*

Si experimentas molestias intestinales, síndrome del intestino irritable o dolor abdominal con frecuencia, tomar probióticos puede ayudar a aliviar estos síntomas. Los pacientes con SII que toman probióticos sienten menos dolor, hinchazón y gases.

# Hierba de San Juan

La hierba de San Juan, también conocida como Hipérico o Corazoncito, se ha utilizado como planta medicinal desde la antigua Grecia. Los primeros estudios y levantamientos conservados hasta hoy datan de esta época.

Ayuda a reducir los efectos de la ansiedad y la depresión.

Se recomienda una infusión de esta hierba para el insomnio, el nerviosismo, la ansiedad y el estrés. Uno de los efectos más notorios del aislamiento en las personas son los problemas para dormir. Por lo tanto, beber de dos a tres tazas de esta planta puede ayudar a controlar las molestias causadas por la falta de sueño o el mal descanso.

También se utiliza con frecuencia durante la menopausia para reducir las molestias y regular el estado de ánimo en el momento, para tratar la gastritis y para acompañar el proceso de abandono del hábito tabáquico.

Cuando hablamos de los beneficios de usar ciertas plantas con fines medicinales, solo lo hacemos con fines instructivos. Es fundamental que cada vez que los uses, lo hagas bajo la supervisión de un médico o profesional para que no solo te recomiende la dosis sino también el tratamiento que lo acompaña, y siempre estés bajo su control.

La forma más habitual de consumir la hierba de San Juan es en forma de infusión. Agrega una cucharada de flores secas a una olla con agua hirviendo y deja reposar durante 5 minutos. Otra opción es la tintura de hierba de San Juan, que está disponible en las tiendas naturistas, y solo necesitas unas gotas en agua. También existe el aceite de hipérico y las cremas a base de hierba de San Juan si quieres aprovechar sus beneficios de forma externa.

Consulta a tu médico antes de comenzar a tomar suplementos dietéticos. Él puede decirte los beneficios y riesgos de tomarlos. Asegúrate de que él sepa todo lo que ha estado tomando. Esto incluye todos los medicamentos, tanto recetados como de venta libre. Esto es debido a que algunas medicinas y suplementos pueden contar reacciones negativas. Lee la lista de ingredientes del suplemento para que te asegures de saber qué más tiene. No vayas a consumir más de la dosis que se recomienda en la etiqueta, a menos que lo apruebe el doctor. El hecho de que el suplemento se anuncie como natural no quiere decir que sea seguro.

Habla con tu médico si crees que no estás recibiendo suficientes vitaminas y minerales en tu dieta. Él puede ayudarte a decidir qué micronutrientes necesitas. Tu médico también puede recomendar suplementos dietéticos. Esto dependerá de tu salud general y estilo de vida. Los suplementos pueden causar problemas con el tratamiento del cáncer o con la cirugía. Tu médico sabrá si interactúan con alguna de tus condiciones médicas.

Por ejemplo, los alimentos ricos en vitamina E y betacaroteno son saludables. Sin embargo, el Grupo de Trabajo de Servicios Preventivos (USPSTF) y la Academia Estadounidense de Médicos de Familia (AAFP) recomiendan no tomar vitamina E o betacaroteno para prevenir enfermedades cardiovasculares, cardíacas y el cáncer de pulmón.

Las compañías farmacéuticas siguen las regulaciones de la Administración de Drogas y Alimentos (FDA). Algunos fabricantes de suplementos dietéticos siguen los estándares de calidad de la Convención de la Farmacopea de los Estados Unidos (USP). Esto significa que voluntariamente prueban su producto. Una empresa externa verificará la calidad y la pureza de sus productos antes de venderlos. Estos suplementos muestran referencias adicionales en sus etiquetas como, por ejemplo, "USP Verified" o "CL Approved Quality".

Los suplementos dietéticos generalmente son seguros siempre que no se usen en exceso. Esto es especialmente cierto para las vitaminas liposolubles A y E. Verifica la cantidad diaria recomendada en la etiqueta. Tomar demasiado puede causar efectos secundarios dañinos.

Sin embargo, algunos suplementos herbales pueden no ser seguros. Es posible que contengan ingredientes no enumerados que podrían enfermarte. Los medicamentos fuera de etiqueta pueden incluir esteroides o estrógeno. Pueden incluso contener sustancias tóxicas como arsénico, mercurio, plomo y pesticidas. Los suplementos deben retirarse si se descubre que contienen ingredientes tóxicos.

Te nombré apenas algunos suplementos alimenticios, realmente son muchos los que tienes disponibles. El plan es que los consumas porque cada uno tiene bondades para tu cuerpo. Este libro, más que hablarte de la dieta antiinflamatoria, tiene el objetivo de que aprendas el proceso para depurar tu cuerpo y te alimentes mejor en todo sentido. En el próximo capítulo, te explicaré cómo preparar tus alimentos para que conserven al máximo sus propiedades.

# Capítulo 8: Cómo preparar los alimentos conservando lo mejor posible sus propiedades

Cocinar los alimentos suele significar potenciar algunas de las características que más le gustan a tu paladar cuando los comes. Esto debe ir acompañado de prácticas que preserven su función principal de nutrición, ya que la forma de almacenarlos, cortarlos y cocinarlos podría reducir la cantidad de nutrientes. Te cuento en este capítulo cómo puedes preparar los alimentos de un modo que conserven su valor nutricional.

- El primer punto es que no puedes hervir los vegetales por más de 5 minutos y debes evitar ponerlos a altas temperaturas con el fuego muy alto. Las vitaminas solubles en agua, como su nombre lo indica, se disuelven en agua, y la mala noticia es que la mayoría de las vitaminas en los vegetales lo son. La exposición prolongada al calor también puede destruir la vitamina C y la vitamina B1, especialmente.
- Debes consumir el agua de cocción de las verduras. Si cocinaste las verduras en agua, tienes que procurar reusar esta agua, ya que muchas de las vitaminas se quedan allí.

- Debes cocinar bien los cereales. Los granos aumentan las proteínas al cocinarlos, y algunos otros alimentos como la avena incluso aumentan su biodisponibilidad, lo que significa que podrá absorber más nutrientes.
- Cuando prepares papas, hazlo con sus cáscaras, aunque recuerda no abusar de ellas. Si bien la piel no siempre es parte de la papa que vas a comer, esta evita que absorba la humedad y pierda nutrientes. Recomiendo cocinar las papas enteras y no quitarles la piel hasta que estén cocidas.
- Usa envases opacos cuando almacenes vegetales frescos o comida procesada previamente, lo que impide que el contacto con la luz impacte a la cantidad de nutrientes.
- Congela los vegetales que no vas a consumir en breve para evitar que pasen demasiado tiempo en el refrigerador. Cuando las frutas y verduras permanecen en el refrigerador por mucho tiempo, su calidad se deteriora. Solo en estos casos es más apropiado congelar las verduras que dejarlas madurar o desperdiciarlas.
- Intenta no freír. Cuando fríes, añades grasas y cambias un poco las propiedades nutritivas de los alimentos. Siempre que puedas, opta por alimentos horneados, cocidos a la plancha o en sartén, pero sin aceite.

- Coloca unas gotas de limón o vinagre en recetas que te lo permitan. Hay vitaminas que se conservan mejor en espacios un poco ácidos.
- No mantengas los vegetales en remojo por mucho tiempo. Recuerda que las vitaminas se disuelven en agua, por lo que incluso si están crudas y estás tratando de evitar que se oxiden, es mejor esterilizarlas mientras están allí por unos pocos minutos.
- Cocina piezas que son grandes. Si debe cocinarlos un poco más, lo mejor es cortarlos en trozos grandes para evitar que los trozos pequeños toquen directamente el agua, que puede retener más nutrientes.

Además de comer verduras y frutas como base de tu alimentación, también debes tener en cuenta cómo las conservas, cómo las desechas, y cómo las cocina. Presta atención a estos consejos para conservar y potenciar su valor nutricional.

Nuestras dietas deben basarse en verduras y frutas (especialmente más verduras que frutas). Aunque esta afirmación es obvia para muchos, no lo es para muchos otros que ni siquiera tienen esta información. A lo largo de los años, la noción de nutrición que la mayoría de nosotros estudiamos en la escuela, nos lleva a creer que las cosas más importantes en nuestra dieta son los carbohidratos, el pan, las papas, la pasta, el arroz, etc.

No hace mucho, la Sociedad Española de Nutrición Comunitaria (SENC) actualizó su "Pirámide de Alimentación Saludable". Hoy en día, los cereales, patatas y otros carbohidratos están en la parte inferior de la pirámide, mientras que las verduras y frutas están a un nivel superior porque deben ser consumidos en cada comida principal.

Los expertos de "Sin Patrocinadores" lo dejaron claro: se debe priorizar el consumo de frutas, verduras y hortalizas sobre los otros grupos de alimentos, ya que los otros son productos con baja densidad de nutrientes pero alta densidad calórica.

Pues bien, además de recomendar que la mitad de nuestro plato sea verdura y fruta (la otra mitad se divide en carbohidratos y proteínas), puedes aplicar mis consejos para conservar y potenciar el valor nutricional de las frutas y verduras.

El contenido nutricional de las frutas y verduras se ve afectado por la forma en que se conservan, se manipulan y se cocinan. Es importante monitorear estos procesos para aprovechar todo el valor nutricional de estos alimentos.

Presta atención a estas instrucciones para aprovechar al máximo los nutrientes de tus frutas y verduras:

- Evita mantenerlos mucho tiempo en la nevera.
- Aprovecha en medida de lo posible, las capas y las hojas que están en el exterior.

- Lava las piezas enteras y cortalas después.
- Elige el consumo en fresco, crudo, sin que lo peles, cuando el alimento lo permita.
- Evita al máximo exponerte a factores que puedan reducir el contenido de minerales y vitaminas como calor excesivo, luz, remojo en exceso, oxígeno, etc.
- Pela, ralla, licúa o corta las frutas y hortalizas antes de que te las comas.
- Con menor tiempo de cocción, menos pérdida de nutrientes.
- Si cocinas para varios días, enfría en frigorífico y congela.
- Ponle un chorrito de vinagre o zumo de limón en el agua de cocción si el cambio del sabor no alterará la aceptación del plato.
- No te pases con la sal que le pongas.

Además de lo que te he contado hasta ahora, me gustaría darte algunos consejos para mantener las verduras y frutas en el mejor estado posible después de haberlas traído a casa desde la tienda, para que estén perfectas cuando las comas.

## Lava las verduras antes que las guardes

No se trata sólo de eliminar posibles patógenos, ya que se consumirán crudos, sino también hongos y bacterias que pueden producir fermentaciones y deterioros, y la savia que rezuman restos de la proliferación de dichos hongos. De esta forma, lograrás que las verduras duren más tiempo. Simplemente ponlas bajo el chorro de agua durante 20 segundos y déjalas secar bien, especialmente para las verduras de hoja verde.

## Usa bolsas o recipientes para guardar y separar los alimentos

Siempre que sea posible, usa film transparente, en caso contrario, usa una bolsa, preferiblemente una bolsa sellada para congelar, para guardar los alimentos en el frigorífico. De esta forma, por un lado, evitarás la contaminación cruzada entre distintos alimentos y, por otro, en el caso de la fruta, la acumulación de ciertas sustancias liberadas por el acetileno, que actúa como una hormona que la hace madurar antes de tiempo. Además, en el caso de los frigoríficos modernos "Frost-free", evitaremos que se sequen en exceso y pierdan su textura y buen aspecto.

### Bolsa de vacío

Lo ideal sería tener una aspiradora, que puedes conseguir por unos 40 euros, pero si no la tienes, usa bolsas herméticas para congelar. Un truco para sacar el aire de la bolsa es poner el producto dentro y sumergir la bolsa en una olla llena de agua hasta que esté casi cerrada, así es la presión del agua la que empuja el aire. Luego cierra y guarda. Se puede utilizar tanto para carnes y pescados como para verduras.

## Congela el pescado y la carne que no comerás de inmediato

No tiene sentido querer almacenar estos productos en la nevera con la esperanza de consumirlos dentro de una semana porque muchas veces terminas olvidándote de ellos y se estropean. Después de todo, puedes descongelarlos rápidamente en el microondas. La única excepción es el envase al vacío, que permite guardarlos en la nevera durante casi un mes.

## No llenes la nevera

Un error recurrente es que algunos estantes de productos están abarrotados mientras que otros están casi vacíos. Esto dificulta que el aire frío circule entre los alimentos, por lo que es difícil enfriarlos de manera uniforme, y es más probable que los estropeemos. Por norma general, los distribuiremos lo más uniformemente posible, colocando los menos delicados en la balda superior y balda de la puerta, y los más perecederos en la balda inferior, procurando siempre dejar el mayor espacio posible entre ellos.

## Lava el pescado y salpimienta

Si no quieres congelar el pescado, un truco para mejorar la protección del pescado es lavarlo con agua, luego salarlo antes de meterlo en la bolsa y aplicarle el vacío. De esta forma lo mantendrás en la nevera durante casi una semana.

## Conserva siempre la carne y el pescado en la parte inferior de la nevera

Cuanto más bajos están los estantes y cajones de la nevera, más frío hace, y de hecho se estima que la diferencia de temperatura entre los estantes superiores e inferiores, así como entre la pared interior y la puerta, puede llegar a los 3ºC en algunos casos. Por lo tanto, la carne y el pescado son perecederos y siempre van en el cajón de abajo.

## Prepara platos precocinados

Si sabes que vas a hacer purés, guisos, verduras tiernas, etc., puedes cocinarlos previamente con la técnica de cocción por lotes y guardarlos en la nevera y el congelador, siempre que no lleven salsas ni zumos compuestos.

## Haz conservas

No es tan difícil como crees. Existen muchos videos en el internet que explican las características exactas de las latas de reciclaje y las técnicas que aplicaban nuestras abuelas. Se pueden hacer marinadas, encurtidos, escabeches, etc.

# Aprende qué se puede y qué no se puede guardar en la nevera

Esto se aplica a las verduras y frutas, ya que algunas se echan a perder en la nevera, mientras que otras, en cambio, se conservan menos afuera. Por lo general, nunca almacenamos plátanos en la nevera porque acelera su maduración. La piña también pierde sus propiedades si se refrigera muchos días, lo mismo sucede con los tomates maduros, aunque los tomates verdes sí pueden.

La cocción excesiva de los alimentos puede hacer que pierdan sus propiedades, espero que con este capítulo hayas podido comprender cómo hacerlo de un modo que siga teniendo sus nutrientes y además sea comestible y sobre todo delicioso. Ya sabes también cómo conservarlos, ya sea lavando el pescado correctamente, colocando en bolsas de vacío y haciendo conservas. En el siguiente capítulo te hablaré de cómo recuperarte cuando te sales de la dieta: es normal que te antoje esa hamburguesa con muchas salsas o esa pizza. Si te ha sucedido, no te preocupes, el siguiente capítulo te lo dedico.

# Capítulo 9: Cómo recuperarte cuando te descarrilas de la dieta

Tal vez no lo sabias, pero la dieta antiinflamatoria es más que una dieta para perder peso : es un modo de vida que tiene como efectos secundarios la pérdida de peso y la mejora de la inflamación, lo que hace que te sientas mejor.

Salir de la dieta te puede desanimar, pero no dejes que algunos tropiezos te hagan rendirte y volver a la comida basura. Te dejo algunas formas de volver a la normalidad y seguir con este nuevo modo de alimentación.

Si sientes que estuviste un tiempo juicioso siguiendo la dieta, pero la dejaste para consumir lo que te inflama y ahora te hace sentir mal, te dejo unos consejos para que vuelvas a la normalidad.

Recaer es normal, pasa, el plan es que te levantes nuevamente:

- Date tiempo para decepcionarte: todos nos distraemos de vez en cuando y nos sentimos frustrados o mal con nosotros mismos. Si bien muchas personas tienden a evitar pensar en estos sentimientos, permítete sentirlos en lugar de alejarlos.

- Reconoce cuando ocurran errores: una de las cosas más peligrosas que puedes hacer es negarlo en lugar de enfrentarlo. Recuerda, este no es el fin del mundo y puedes volver a ponerte de pie.

- No te culpes a ti mismo: si bien puedes sentirte decepcionado contigo mismo, no te culpes por ello. Sé positivo contigo mismo y trata de no caer en la negatividad.

- Reflexiona sobre tus objetivos: para volver a encarrilarte con tus objetivos de salud, es importante recordar cuáles son tus objetivos. ¿Qué te impulsó a desarrollar hábitos más saludables en primer lugar? Uno puede distraerse al olvidar metas u otras prioridades. Determina si tu objetivo vale la pena el esfuerzo. Si es así, decídete a volver a la normalidad.

- Ponte en acción: dar el más pequeño paso adelante te permite renovar tu compromiso contigo mismo y tus objetivos. En lugar de insistir en lo que pasó, trata de concentrarte en seguir adelante.

- Mantén una mente abierta: vuelve a intentar alcanzar tus metas dietéticas con una mente abierta y positiva. La creación de nuevos hábitos no es automática, sino que forma parte de un proceso de aprendizaje que permite conocer mejor a uno mismo. Cada vez que fallas y te recuperas, aprendes más sobre ti mismo y encuentras nuevas formas de apegarte a tus objetivos.

- Recuerda los beneficios: cuando tengas ganas de darte por vencido, recuerda las recompensas de comer mejor y mejorar tu condición física. No pierdas de vista el hecho de que estás trabajando para lograr grandes objetivos que cambiarán la forma en que te ves y te sientes por el resto de tu vida.

Para la mayoría de las personas, el viaje hacia una alimentación saludable y la pérdida de peso es un trabajo desafiante que requiere compromiso, persistencia y perseverancia. Estos son algunos consejos para cumplir con tus objetivos de salud:

- No utilices la palabra dieta: llamar dieta a tu nuevo plan de alimentación saludable es una manera de prepararte para el fracaso. La dieta tiene connotaciones negativas e implica un compromiso a corto plazo. En lugar de "hacer dieta", comprométete con un estilo de vida saludable que se convertirá en una parte permanente de tu vida.
- No seas demasiado restrictivo: algunas dietas de moda te prohíben comer ciertos alimentos o restringen grupos dietéticos completos, como

carbohidratos o grasas. Decirte a ti mismo que no puedes tener algo generalmente aumenta tu deseo por ello. Eventualmente, puedes ceder a la tentación y terminar comiendo en exceso el mismo alimento o grupo de alimentos que estás tratando de evitar. En lugar de eliminar por completo los grupos dietéticos, concéntrate en comer una variedad de granos nutritivos, proteínas magras, frutas y verduras.

- No pases hambre: seguir un plan de alimentación saludable no significa que tengas que pasar hambre. Cuando tienes hambre, eso aumenta tus posibilidades de comer en exceso o comer alimentos poco saludables. Come una dieta balanceada durante todo el día, complementada con snacks saludables.

- No establezcas metas poco realistas: establecer metas poco razonables aumenta tus posibilidades de fracaso. Por ejemplo, es decepcionante establecer la meta de perder 10 kg al mes y luego subirte a la báscula y descubrir que solo has perdido 2 kg, a pesar de que 2 kg al mes es una meta de pérdida de peso razonable. Esta decepción puede llevarte a rendirte por completo. Establece una meta de pérdida de peso razonable de 0.5 a 1 kg por semana. Aunque recuerda que este tipo de dieta es para que mejores tu alimentación y el perder peso es un efecto secundario.

- No utilices la báscula como una medida del éxito: cuando intentas perder peso, puede ser frustrante ver que la báscula sube en lugar de bajar, pero no permitas que esa desgracia te retrase indefinidamente. La escala puede cambiar de manera impredecible, especialmente a medida que haces ejercicio y ganas músculo que es más denso que la grasa. No permitas que una lectura de escala subóptima te desvíe.

- Consigue ayuda: El hecho de que tú quieras comer sano no significa que todos los demás lo hagan. Es más fácil sucumbir a la tentación cuando tu amigo está comiendo pizza. Pídele a tu familia y amigos que te ayuden a evitar la tentación.

- Evita los días trampa como recompensa: en lugar de recompensarse con días trampa y regalarte alimentos poco saludables, cómprate un nuevo par de zapatos o un masaje al final de cada semana.

- Mantén el equilibrio: si bien puedes darte el lujo de desviarte de tu plan de alimentación saludable de vez en cuando, evita pensar que una elección poco saludable arruinará tu día y luego usa eso como una excusa para seguir comiendo mal por el resto del día.

Has comenzado esta dieta y haces más ejercicio. ¡Te sientes muy bien y estás alcanzando tus objetivos de mejorar en la alimentación!

Pero entonces tu amigo te invita a salir de fiesta.

Claro, quemas algunas calorías bailando, pero tomas muchos tragos y bebidas azucaradas. Luego borracho comes un bocadillo.

Acabas de despertarte y te diste cuenta con horror que hiciste una noche trampa.

Afortunadamente, eso no es suficiente para descarrilar por completo tu dieta. ¡Así es como puedes recuperarte de los días de trampa y volver a ponerte de pie!

## Comprender el aumento de peso

Antes de que descubras cómo recuperarte de los días trampa, primero debes comprender cómo funciona el aumento de peso.

Todo el mundo tiene una tasa metabólica basal (TMB) única, que es la cantidad mínima de calorías que tu cuerpo necesita quemar para llevar a cabo todas sus funciones.

Tenemos también una tasa metabólica en reposo (TMR), que es muy similar a la TMB. Esta es la cantidad de calorías que tu cuerpo quema cuando está físicamente inactivo. TMB y TMR generalmente se usan indistintamente, no te preocupes demasiado con eso.

Tu TMR depende de tu sexo, tu peso y tu edad. En promedio, el TMR de las mujeres es de 1400 calorías y el de los hombres es de 1800 calorías.

Para cambiar o mantener tu peso, debes controlar tu consumo de calorías.

Cuando tienes un día trampa, es probable que tu dieta exceda tu TMR, lo que significa que, si te apegas a esta dieta, comenzarás a aumentar de peso. Sin embargo, hacer trampa por solo un día no arruinará por completo tu dieta y no necesariamente significa que aumentarás de peso.

3500 calorías equivalen a 0,5kg, por lo que debes comer 3500 calorías adicionales en una noche para aumentar de peso. Mientras trabajes duro y te limites a tu plan de comidas, deberías poder recuperarte de los días trampa.

## ¿Los días trampa son buenos para ti?

¡Sí! Seguir una dieta estricta funciona muy bien para algunas personas, pero es muy difícil de seguir para otras. Para la mayoría de las personas, la fuerza de voluntad a veces sucumbe, lo que eventualmente conduce a comer en exceso, lo cual no es muy saludable.

Para evitar que esto suceda, siempre es bueno darse unos días para hacer trampa. Por ejemplo, puedes asignarlos a los domingos, donde puedes pedir comida para llevar y disfrutar de un postre mayor.

Por supuesto, no deberías llevarlo demasiado lejos. En tus días trampa, aún debes comer algo saludable, ¡pero puedes ser amable contigo mismo!

## Maneras de pasar tu día trampa

Al comprender los conceptos básicos de aumento, mantenimiento y pérdida de peso, ahora tienes una idea de lo que desencadena las fluctuaciones de peso. Podemos pasar a algunas formas efectivas de superar tu día trampa y asegurarnos de que te mantengas saludable.

## Haz más ejercicio

Digamos que normalmente corres 30 minutos al día. Pero debido a que tienes un día trampa, estás comiendo más calorías de lo habitual.

Como decía antes, para perder peso necesitas un déficit calórico, y para mantenerte, debes comer la cantidad de calorías correspondiente a tu TMR. Cuando haces un día trampa, tienes calorías adicionales, por lo que necesitas quemarlas.

En este caso, puedes compensar añadiendo otra actividad física durante los próximos días. Entonces, en lugar de correr durante 30 minutos, hazlo más de 60 minutos durante los próximos dos o tres días.

La cantidad de actividad adicional que necesitas hacer depende de la gravedad de tu día trampa. Por ejemplo, si comes 1800 calorías en lugar de 1600, no necesitarás hacer mucho para compensarlo. Sin embargo, si comes más de 3000 calorías en lugar de 1200, deberás estresarte un poco durante los próximos días para asegurarte de no subir de peso y seguir bajando de peso.

## Bebe más agua

Lo más probable es que hayas comido algo azucarado, grasoso, o muy salado en tu día trampa. Estos alimentos poco saludables pueden hacer que tu cuerpo retenga más agua de lo normal.

El día después de hacer trampa, asegúrate de beber más agua de lo habitual. Esto puede ayudar a eliminar el azúcar, la sal y cualquier otra toxina que hayas ingerido.

No solo eso, sino que beber agua también llena tu estómago y evita el hambre para que no vuelvas a comer en exceso. Entonces, si quieres comer las sobras de pizza, primero debes beber un vaso de agua y ver cómo te sientes.

## Come más proteínas

Simplemente puedes reducir las calorías que consumes al día siguiente.

Pero si comes normalmente y reduces el tamaño de las porciones, es posible que tu estómago se queje todo el día. Incluso puedes sentirte débil y letárgico.

Una buena solución a este problema es complementar con proteínas. La proteína no solo te hace sentir lleno por más tiempo, sino que también te da energía para que puedas continuar con el día sin sentirte deprimido.

Si no tienes tiempo para preparar un plato lleno de pollo y otras proteínas, siempre puedes usar una licuadora portátil para hacer batidos de proteínas. ¡Solo agrega ingredientes, mezcla y bebe! Si siempre estás en movimiento, esta es la solución perfecta para recuperarte de los días de trampa sin perder mucho tiempo preparando la comida.

## Desintoxícate

Tu salud intestinal es muy importante, especialmente cuando se trata de la dieta. Una hamburguesa grasienta con papas fritas y bebida azucarada definitivamente pueden causar estragos en tu sistema.

Una buena idea es hacer una desintoxicación de 30 días de vez en cuando. Al eliminar las toxinas y mantener el intestino sano, podrás concentrarte mejor en la pérdida de peso. ¡El resultado será obvio, por supuesto!

# No te rindas

Si bien la pérdida de peso y el estado físico tienen mucho que ver con el aspecto físico, muchas personas subestiman la importancia del aspecto mental.

Si te castigas por los días de trampa, puedes perder la moral y frustrarte con tu nueva forma de vida. Esto puede conducir a una pérdida de motivación para comer sano y saltarse los entrenamientos.

Si puedes mantenerte despierto después de un mal día, será más fácil volver a la normalidad.

Recuerda: se necesitan 3500 calorías para engordar de 0,5 kg. Incluso si de alguna manera comes 3,500 calorías adicionales en una noche, ¡es solo una ganancia de medio kilo! Esto es fácil de solucionar si estás comprometido con un estilo de vida saludable.

### *Recuperación rápida del día trampa*

Es importante destacar que, después de darte un capricho, puedes volver a comer directamente. Solo debes recordarte de aumentar tu actividad física, beber mucha agua, desintoxicarte de vez en cuando y adoptar una alimentación saludable. Si tienes en cuenta estas cosas, ¡alcanzarás tu peso ideal en muy poco tiempo!

Ya ves que salirte de la dieta es parte del proceso, prácticamente es un cliché de quienes comienzan a alimentarse mejor. Es entendible porque el cuerpo se ha acostumbrado a alimentarse de determinada manera, y ahora tiene que desaprender y entender que el modo correcto es este. Es comprensible que el cuerpo asocie las salsas y los fritos con el placer, así lo ha aprendido, pero cuando descubra que los alimentos deliciosos están preparados con ingredientes saludables, ese mismo cuerpo te hará rechazar esos fritos y las grasas trans.

Dicho esto, en el siguiente capítulo te hablaré de los errores comunes al hacer la dieta antiinflamatoria y de algunos mitos sobre esta.

# Capítulo 10: Errores comunes al hacer una dieta antiinflamatoria

Aunque a primera vista la dieta antiinflamatoria puede parecer fácil y sólo requiere eliminar algunos alimentos de la lista, la verdad es que no lo es. En este capítulo, te contaré esos errores comunes que surgen y también algunos mitos.

Reducir la inflamación crónica en el cuerpo comiendo alimentos deliciosos y ricos en nutrientes puede sonar como un sueño, pero los beneficios son tan reales como parecen. Puedo dar fe del poderoso potencial curativo de una dieta antiinflamatoria como esta, pero ¿cómo sabes que lo estás haciendo bien? Estas sencillas guías te ayudarán a aprovechar el poder de una dieta antiinflamatoria como un pro...

La inflamación es una respuesta saludable del sistema inmunitario que ayuda a tu cuerpo a recuperarse del daño y combatir patógenos como virus y bacterias. La inflamación puede volverse dañina cuando tu sistema inmunológico entra en un estado de inflamación crónica. De hecho, la inflamación crónica es la raíz de la mayoría de los trastornos de salud crónicos, y la comida es uno de los desencadenantes más comunes de la inflamación.

Para comprender el vínculo entre los alimentos y la inflamación, observamos el intestino, que tiene proteínas llamadas uniones estrechas que mantienen unidas las células del revestimiento intestinal para que las partículas de alimentos y otras sustancias no se filtren. Cuando los alimentos que consumes dañan el revestimiento de tu intestino, estas uniones estrechas se abren, lo que permite que se filtren partículas de alimentos y otras sustancias, lo que lleva a la permeabilidad intestinal o intestino permeable. Este es un problema porque las células inmunitarias ubicadas justo debajo de la pared intestinal reconocen las partículas de alimentos como invasores extraños dañinos y comienzan a responder a ellas. Como resultado, te quedas con inflamación crónica, sensibilidad a los alimentos y muchos de los síntomas resultantes.

Los síntomas de alergia a los alimentos pueden aparecer horas o días después de comer un alimento problemático y pueden incluir: sarpullido, acné, sudoración excesiva, urticaria, fatiga, dolores de cabeza, migrañas, síntomas gastrointestinales, problemas de humor, asma, problemas de control de peso, hinchazón, retención de líquidos, problemas musculares. dolor, dolor en las articulaciones, problemas de sinusitis y secreción nasal.

Estos son los errores más comunes que se cometen al iniciar una dieta antiinflamatoria y cómo evitarlos:

# Usar una dieta de eliminación de modo permanente (FODMAP)

A veces, las personas se sienten tan bien con una dieta de eliminación que quieren saltarse la parte de la prueba y seguir la dieta de eliminación para siempre. Pero el propósito de una dieta de eliminación es restringir temporalmente ciertos alimentos para que puedas identificar qué alimentos son inflamatorios. Al seguir haciendo eso, acabas restringiendo permanentemente los alimentos saludables que no te causan síntomas de sensibilidad a los alimentos. Las personas también suelen permanecer en dietas de eliminación indefinidamente porque no saben qué reintroducir y, por lo tanto, no prueban nada en absoluto. Para ayudarte a descubrir qué probar y qué no, aquí tienes una lista de trucos:

Hay muchos alimentos ricos en nutrientes que se pueden eliminar con una dieta de eliminación, como huevos, pimientos, berenjenas y tomates, pero si no causan alergias alimentarias, son una gran adición a tu dieta. Prueba estos alimentos primero.

Es mejor excluir de tu dieta los alimentos sin valor nutricional, como los alimentos artificiales, los alimentos procesados y los carbohidratos refinados. No hay necesidad de probar estos alimentos.

Elimina los cereales que contienen gluten de tu dieta, incluso si consumes alimentos integrales y que no desarrollas una alergia alimentaria al consumirlos. La razón es que el gluten puede desencadenar la liberación de zonulina, una proteína que abre las uniones estrechas que conectan las células en el revestimiento del intestino, lo que lleva a un intestino permeable.

La mayoría de las personas se sienten mejor al eliminar los productos lácteos de su dieta. Pero si quieres intentar agregar lácteos nuevamente, pruébalo. Si puedes consumir productos lácteos sin ningún síntoma, hazlo con moderación y asegúrate de elegir fuentes orgánicas alimentadas con pasto y productos que se produzcan de manera ética y humana.

También puedes probar con soya y maíz, pero ten esto en cuenta:

Asegúrate de elegir productos orgánicos para evitar la exposición a fuentes genéticamente modificadas diseñadas para resistir el glifosato, un herbicida altamente tóxico.

Si estás comiendo soya, elige fuentes fermentadas (como natto y tempeh) y evita las versiones procesadas en los alimentos envasados.

# Comer carbohidratos refinados orgánicos, sin gluten y veganos

Al comenzar una dieta antiinflamatoria y buscar cambiar los alimentos que solías comer, puede ser tentador comer muchos carbohidratos refinados orgánicos, sin gluten y veganos como galletas saladas, papas fritas, pretzels y galletas saladas. Pero etiquetas como "orgánico", "sin gluten" y "vegano" no hacen que ningún alimento sea intrínsecamente saludable, y los alimentos con esas etiquetas aún pueden, y con frecuencia lo hacen, causar inflamación.

Por ejemplo, un panecillo para perrito caliente orgánico, vegano y sin gluten, hecho con harina refinada, es completamente pobre en nutrientes, e incluso si es orgánico y no contiene gluten ni lácteos, aún puede causar inflamación y elevar el nivel de azúcar en la sangre. Entonces, cuando hagas sustituciones, evita los carbohidratos refinados y, en su lugar, intenta elegir alternativas hechas con ingredientes de alimentos integrales.

# Adoptar una mentalidad de dieta equivocada

Si solo vas a seguir una dieta antiinflamatoria hasta que alcances una meta específica, como perder 3 kg, y luego comer como antes, entonces estás desvirtuando todo el propósito de comer de esta manera. Deshazte de tu dieta y piensa en este enfoque antiinflamatorio de la nutrición como uno de los cambios de estilo de vida más importantes que puedes hacer para mejorar tu salud a largo plazo. Luego, para seguir adelante, concéntrate en encontrar ingredientes saludables y deliciosos y recetas alternativas para reemplazar los alimentos inflamatorios que solías comer.

## Comenzar cuando no es el buen momento

No permitas que sentirte abrumado te impida cambiar tu dieta. Si adoptar por completo una dieta antiinflamatoria parece demasiado desalentador en este momento, pregúntate qué es posible y comienza desde allí. En otras palabras, elige un cambio que sientas que estás listo para hacer y comprométete a incorporarlo en tu vida. Una vez que te sientas sostenible y relajado, elige otro después de un día, una semana o un mes. Luego otro. Luego otro. Antes de que te des cuenta, cambiarás por completo tu forma de comer y lo estarás haciendo a un ritmo que funcione para ti.

## Creer que los alimentos antiinflamatorios anulan a los alimentos inflamatorios

Dedica el mayor tiempo posible a la transición a una dieta antiinflamatoria, recordando que los alimentos antiinflamatorios no pueden contrarrestar los efectos de los alimentos inflamatorios en el cuerpo. Entonces, si todavía comes hamburguesas con queso y papas fritas para el almuerzo y la cena, complementar tu desayuno con aceite de pescado y un poco de linaza es un buen comienzo, pero no te ayudará a evitar la inflamación inducida por los alimentos.

Para cosechar realmente los beneficios de una dieta antiinflamatoria, debes eliminar los alimentos que causan inflamación e incorporar alimentos antiinflamatorios ricos en nutrientes. Así que haz de este tu objetivo final mientras haces la transición a un ritmo que funcione para ti para que no te frustres y te des por vencido. ¡Puedes hacerlo!

# Mitos de la dieta antiinflamatoria que tienes que saber

Estos son unos mitos que tienes que saber y servirán para reforzar lo que te he dicho a lo largo de todo este libro.

### *Mito 1: Toda inflamación es mala*

No toda la inflamación en el cuerpo es peligrosa o no deseada. Olvidamos que la inflamación no es solo algo malo. En realidad, es la principal defensa de nuestro cuerpo contra los microbios invasores, las infecciones o cualquier cosa que no debería estar allí, dijo recientemente la cardióloga Karol Watson de la UCLA.

Por supuesto, la Dra. Watson se refiere a comprender la diferencia entre la inflamación aguda (a corto plazo,

155

como hematomas o hinchazón) y la inflamación crónica, que es un período de tiempo poco saludable cuando la inflamación persiste. La inflamación aguda suele ser un signo de curación. Es la respuesta natural del cuerpo a una infección o lesión. El problema surge cuando el cuerpo reacciona de forma inflamatoria sin que haya ningún daño o virus, y la inflamación se vuelve crónica y perjudicial.

Estoy de acuerdo y señalo que la inflamación crónica es el tipo que queremos combatir cuando comemos alimentos antiinflamatorios. Si bien demasiada inflamación puede ser problemática, necesitamos tener algún nivel de inflamación presente como parte de nuestra respuesta inmunitaria normal y la respuesta al ejercicio extenuante, como dos ejemplos. Solo cuando hay un exceso de inflamación, que es una inflamación crónica, vemos un mayor riesgo de enfermedad cardíaca, deterioro cognitivo, recuperación deficiente, dolor en las articulaciones y problemas digestivos.

Los niveles altos de los marcadores inflamatorios PCR (proteína C reactiva) e IL6 (interleucina 6) en la sangre indican una inflamación excesiva. Si estás preocupado, habla con tu médico para que te haga pruebas de laboratorio. Sin embargo, en general, los expertos enfatizan que la inflamación crónica se puede combatir comiendo principalmente alimentos antiinflamatorios, además de seguir un estilo de vida de alta calidad, manejar el estrés y hacer ejercicios regularmente.

### *Mito 2: El gluten es inflamatorio para todos*

A menos que tengas enfermedad celíaca o te hayan diagnosticado sensibilidad al gluten no celíaca, probablemente no necesites preocuparte por el gluten. De hecho, en algunos casos, eliminar el gluten de la dieta puede provocar deficiencias en los nutrientes importantes proporcionados por los granos integrales, como las vitaminas B, el hierro, la fibra y más. Si eres tolerante al gluten y te sientes con energía después de comerlo, no hay necesidad de dejarlo por un malentendido.

Si crees que necesitas cambiar tu dieta, te recomiendo centrarte primero en diversificar tu ingesta de granos y almidón. No solo comas trigo. Prueba avena, quinua, papas, maíz, cebada o farro para proporcionar diversas formas de carbohidratos complejos en tus comidas y meriendas. Esto te brindará una variedad más amplia de nutrientes, fibra y antioxidantes.

### *Mito 3: Comer verduras solanáceas aumenta la inflamación*

La solanácea proporciona compuestos antioxidantes y antiinflamatorios, así que no tengas miedo de los tomates y las berenjenas. Por lo general, se evitan con una dieta antiinflamatoria, a menos que tengas problemas de tiroides y tu endocrinólogo recomiende específicamente limitar las verduras solanáceas. De lo contrario, esto no es necesario en absoluto. Eliminarlos innecesariamente puede conducir a deficiencias en ciertas fibras que alimentan a las bacterias intestinales y a los fitoquímicos antioxidantes que combaten el daño celular y la inflamación excesiva.

## *Mito 4: Comer bajo en carbohidratos ofrece más beneficios antiinflamatorios*

Los carbohidratos son una fuente de energía súper importante para la mayoría de las personas. Reducir el consumo de carbohidratos también significa reducir la ingesta de alimentos vegetales que respaldan el intestino y el sistema cardiovascular, incluidas las verduras con almidón, los cereales integrales, las legumbres y las frutas.

Todas estas fuentes de carbohidratos proporcionan fibra y otros carbohidratos fermentables que esencialmente 'alimentan' a las bacterias en el tracto digestivo inferior. Cuanto más variados y abundantes sean los alimentos vegetales integrales en su dieta, más diversas serán tus bacterias intestinales. Tener una microbiota diversificado permite mejorar la función inmunológica, la absorción de nutrientes, la digestión, la salud mental y, por supuesto, la respuesta inflamatoria.

## *Mito 5: Todos los alimentos dulces causan inflamación y aumentan el nivel de azúcar en la sangre*

No todos los dulces, especialmente las frutas naturales, provocan niveles elevados de azúcar en la sangre (a menos que tengas diabetes) o una inflamación excesiva. De hecho, el azúcar en la sangre tiende a ser equilibrado y estable cuando se combina con grasas, proteínas y/o fibras saludables. Cuando se comen solos y de forma regular, los alimentos con azúcares añadidos o almidones que carecen de fibra se absorben rápidamente, lo que hace que el nivel de azúcar en la sangre aumente más rápido de lo esperado. Esto puede conducir a una respuesta de la insulina y una caída del azúcar en la sangre más dramática de lo que está escuchando, lo que luego desencadena la liberación de hormonas del estrés como la adrenalina y el cortisol, así como la inflamación.

Para mantener el nivel de azúcar en la sangre equilibrado, intenta agregar proteínas y fuentes vegetales a la pasta y los cereales, o cubre una bola de helado con un pistacho. Si bien la mayoría de las frutas contienen fibra que ayudan a retardar la absorción, no hay nada de malo en rociar mantequilla de almendras sobre rodajas de manzana o una cucharada de yogur griego sobre arándanos para obtener un refuerzo de proteínas y grasas que completa la merienda.

### Mito 6: Los alimentos conteniendo ácidos grasos omega-3 son de origen vegetal

Si bien los alimentos vegetales como las semillas de chía, las semillas de lino y las nueces contienen ácidos grasos omega-3, no son los únicos. El ácido graso ALA es excelente, pero el ácido graso EPA que se encuentra en los pescados grasos es en realidad lo mejor para equilibrar la inflamación en el cuerpo. Si bien algunos ALA se pueden convertir en EPA, la mejor manera de asegurarse de obtener suficiente omega-3 es comer al menos dos porciones de pescado graso a la semana. El salmón es relativamente bajo en mercurio en comparación con muchos otros pescados, al igual que las croquetas de atún enlatadas.

### Mito 7: Seguir una dieta antiinflamatoria significa eliminar muchos alimentos

La lista de alimentos que son antiinflamatorios es en realidad más larga que la lista de alimentos y factores que causan inflamación, pero la mayoría de las personas suelen eliminar alimentos necesarios de su dieta. Si bien el exceso de azúcares agregados, grasas trans y alcohol puede causar inflamación y debe minimizarse, más allá de eso, los dietistas recomiendan mantener una mentalidad aditiva, no restrictiva.

### Mito 8: La soya causa inflamación y la puedes evitar

Hay muchos mitos persistentes sobre esto, pero no lo son: la soya es un alimento antiinflamatorio rico en nutrientes que mucha gente desconoce. La solución aquí es simple: agrega más alimentos de soya a tu dieta y elige tu favorito.

Hay tantas variedades, todas las cuales saben y se sienten diferentes en la lengua. El tofu, el tempeh, el miso y el edamame son ingredientes deliciosos para usar en la cocina.

Conociste entonces lo que son los mitos de la dieta antiinflamatoria, seguro alguno de ellos lo habías creído, asimismo descubriste errores que espero no cometas cuando te comiences a alimentar mejor. Ahora, para terminar, en el último capítulo te hablaré de actividades complementarias que puedes hacer en paralelo con tu dieta.

# Capítulo 11: Actividades complementarias que puedes hacer en paralelo con la dieta

Ya sabes que una buena alimentación es ideal para que puedas mejorar tu estilo de vida y desinflamarte, que es el objetivo de este libro. Pero hay otras cosas que puedes hacer para perder peso, como el deporte, que, combinado con la dieta, ayuda a conseguir mejores resultados.

Te cuento entonces cómo lo puedes lograr:

## Suplementos alimenticios

Dediqué un capítulo a ellos y con justa razón:

Una de las cosas que más ayuda en la pérdida de peso, o mejora del estado físico, son los complementos alimenticios. Siempre deben combinarse con una dieta equilibrada y una actividad física, de lo contrario no solo no te harán ningún bien, sino que también pueden dañar tu cuerpo. Por esta razón, son siempre complementos, nunca sustitutos. Entre toda la variedad disponible, puedes optar por las cetonas de frambuesa, por ejemplo, ya que son fáciles de digerir y ayudan a perder peso de forma natural, especialmente en el área del vientre y los glúteos. También promueven la pérdida de grasa y el apetito. Las bayas de Açai también ayudan a perder peso al proporcionar una variedad de nutrientes y vitaminas, que benefician al sistema inmunológico.

## La grande ayuda de la mente

Aunque no es posible perder peso sólo con el pensamiento, la mente es una gran aliada a la hora de conseguir nuestros objetivos vitales, y cambiar la forma de comer no es menos importante. Recomiendo una variedad de prácticas de meditación para ayudarte a proyectarte, sentir que lograrás tus objetivos y, lo que es más importante, mantener la negatividad fuera de tu vida. Antes de comenzar una dieta o una actividad física, es fundamental que imagines cómo se verá tu cuerpo y establezcas metas para lograrlo día tras día. De manera complementaria, trata de motivarte con una dieta menos restrictiva, pero en cambio cambia tu rutina de alimentación, haz una lista de actividades que quieres hacer, conoce gente en situaciones similares a la tuya y celebra tu pérdida de peso cada vez.

## Acelera el metabolismo

Según *Better with Health*, a pesar de heredar el metabolismo de tu familia, no tienes que vivir con él de por vida porque puedes acelerarlo para evitar el aumento de peso. Al acelerar tu metabolismo, ayudarás a tu cuerpo a perder peso de manera más rápida, saludable y natural, con menos esfuerzo de tu parte. Hay muchas formas de acelerar tu metabolismo, pero una de las más recomendadas es sin duda tomar té verde. Además de ser un excelente antioxidante, también es muy útil para acelerar tu metabolismo, lo que ayuda a perder peso rápidamente. Por su composición, el té verde se encarga de favorecer la oxidación de las grasas, lo cual es fundamental para que nuestro organismo luzca perfecto. Según el portal, lo ideal es beber tres vasos al día.

Recomiendo consumir alimentos que contengan todos los macronutrientes de manera equilibrada: las proteínas (15 %), las grasas (10 % a 15 %) y los carbohidratos (65 % a 70 %). De igual importancia, los carbohidratos son la energía inmediata más importante, ya que el índice glucémico determina qué tan rápido ingresan al torrente sanguíneo. Finalmente, se recomienda que las grasas sean de origen vegetal o provengan de pescado azul.

### Lo que debes hacer siempre
- Beber agua con frecuencia. Tiene el efecto de depurar, recuperar y regular la temperatura corporal durante el ejercicio, conocido como "efecto radiador", que es beneficioso para la recuperación después del ejercicio y retrasa la fatiga muscular. De hecho, un nivel de deshidratación del 4 % puede aumentar el gasto cardíaco hasta en un 18 %, lo que provoca un inicio más rápido de la fatiga.

- Asimismo, los deportistas pueden tomar bebidas de hidrólisis siempre que sean isotónicas/hipotónicas y su concentración de sal sea inferior a la del suero. Los expertos no recomiendan tomar bebidas hipertónicas durante o después de la actividad física porque contienen un exceso de sal, lo que puede retrasar la absorción y aumentar la pérdida de orina, lo que puede conducir a la deshidratación.
- Consumir verduras. Son la base de una dieta saludable porque son una de las principales fuentes de hierro.
- Usar aceite de oliva. El aceite de oliva se compone principalmente de ácidos grasos omega-9, que aportan una variedad de beneficios al organismo. Es un excelente protector del sistema cardíaco, es fundamental para el funcionamiento del sistema inmunitario, favorece la reparación de tejidos y ayuda a controlar los niveles de colesterol.

### *Lo que debes comer cada día*
- Alimentos alternativos ricos en carbohidratos complejos y carbohidratos integrales, como pan, cereales, arroz, pasta, frijoles o papas.
- De 3 a 6 piezas de fruta o 2 tazas de jugo natural.
- Productos lácteos ricos en calcio, como yogur y queso fresco o sancochado, así como hierro,

frijoles, algunas verduras, nueces, carnes y pescados.

### *Lo que debes comer tres veces por semana*

- Alimentos ricos en proteínas y ácidos grasos omega-3 porque aportan elasticidad a las arterias y actúan como depurativos del llamado "colesterol malo" (LDL).
- Alimentos que contienen protectores de las articulaciones como los frutos secos, el salmón, las sardinas o la caballa (ricos en ácidos nucleicos).

### *Lo que debes comer el resto de la semana*

- Otros alimentos ricos en proteínas de alta calidad, como pescado, huevos, pollo o pavo, o carne de res. Se deben comer con verduras o pan.

### *Lo que debes comer ocasionalmente*

- Jamón ibérico, carne roja, queso curado, chorizo o chocolate.

### *Lo que deberías evitar*

Al principio, cualquier alimento se puede consumir con moderación, pero determinados nutrientes sólo se deben consumir de forma ocasional. Por ello, es recomendable seguir unos consejos dietéticos básicos para evitar problemas de salud:

- Limitar la ingesta de alimentos ricos en grasas saturadas, como embutidos, salsas de carne, quesos curados, mantequilla, margarina, panceta, chocolate y bollería.

- Vigilar el consumo de bebidas alcohólicas.
- Comer menos azúcar, mermelada, y bollería.
- No abusar de la sal, que se encuentra en grandes cantidades en alimentos como las patatas fritas, las anchoas, el queso curado, el jamón o los caldos preparados.

***Lo que debes comer antes y después de hacer ejercicio***

Antes de que vayas a hacer ejercicio o el día antes:

- Alimentos que son fácilmente digeridos y transformados por el hígado debido a la poderosa labor depurativa y reponedora de energía que se desarrolla en la carrera.
- Vegetales, incluyendo papas, frutas, pan integral, frijoles, pasta, arroz, leche, yogur o queso fresco, pollo o ternera, pescado blanco o azul, huevos y aceite de oliva.

Evita alimentos grasos o salados, bebidas alcohólicas, galletas, refrescos azucarados, helados, frituras, embutidos, quesos curados, jamón, margarina, mantequilla, salsas de carne, azúcar, chocolate y bollería.

En caso de esfuerzo excesivo, se recomienda beber siempre zumos naturales, que podemos diluir con una pequeña cantidad de agua.

Luego del ejercicio, para recuperar:

Es muy importante aportar al organismo nutrientes específicos después del entrenamiento o competición, ya que requieren un esfuerzo constante y extenuante en el que se agotan las reservas de energía acumuladas en el hígado y los músculos.

Proporcionar al cuerpo carbohidratos en la primera hora después del ejercicio, junto con una pequeña cantidad de proteínas, puede contribuir mucho a la reparación muscular.

La sudoración excesiva también puede conducir a la pérdida de sal. En este caso, debes comer galletas saladas o caldo y agregar un poco más de sal a tu primera comida después del ejercicio extenuante.

Una microbiota alterado (disbiosis), una diversidad bacteriana reducida o diversos grados de crecimiento excesivo de algunas bacterias potencialmente dañinas pueden inducir una respuesta inflamatoria. En concreto, se han identificado algunas especies bacterianas que predisponen a la inflamación, como Escherichia coli y Bacteroides fragilis. Por el contrario, las cepas de Lactobacillus y las Bifidobacterias produjeron efectos antiinflamatorios.

Las bacterias digestivas juegan un papel relevante no solo en la salud intestinal, sino también en la salud metabólica y cardio metabólica sistémica, así como en el sistema inmunitario y los procesos inflamatorios.

Cuando ocurre la disbiosis, se observa un aumento de la permeabilidad intestinal, lo que conduce a una inflamación silenciosa llamada "endotoxemia metabólica", un desencadenante importante de la inflamación sistémica de bajo grado.

## *Incorporar alimentos antiinflamatorios*

Es conveniente incluir en el menú diario varios alimentos con propiedades antiinflamatorias. Combínalos y el efecto se multiplica.

- Frutas y verduras. Además de ser una excelente fuente de vitaminas, minerales y fibra, las verduras frescas contienen más de 25.000 fitoquímicos que les dan parte de su sabor y color, así como propiedades antiinflamatorias, cardio protectoras y neuro protectoras.
- Carotenoides. Son pigmentos antioxidantes y antiinflamatorios. El licopeno es uno de los principales carotenoides de la dieta mediterránea y se encuentra en frutas como la sandía, los albaricoques, la guayaba rosa, el pomelo y los tomates. También podemos citar el beta-caroteno, el alfa-caroteno, la luteína, la zeaxantina, la beta-criptoxantina, la astaxantina y el fitoeno.
- Resveratrol. Se encuentra principalmente en uvas y bayas, tiene efectos antioxidantes y anticancerígenos. Es ideal para prevenir o tratar

enfermedades neurodegenerativas, colesterol alto y envejecimiento.

- Quercetina. Es uno de los principales flavonoides dietéticos y se encuentra ampliamente en frutas (manzanas, bayas), verduras (cebollas) y té. Tiene propiedades antiinflamatorias.
- Silimarina. Se encuentra en la alcachofa y el cardo mariano. Este flavonoide es conocido por sus propiedades antioxidantes, antiinflamatorias y hepato protectoras.
- Indol-3-carbinol. Este compuesto está presente al digerir los compuestos azufrados de las verduras crucíferas: col, brócoli, coles de Bruselas, coliflor, rábanos... Previene la inflamación, especialmente en el intestino.
- Té y especias. Las especias se utilizan en todo el mundo para agregar sabor, color y valor nutricional a los alimentos. Proporcionan fitoquímicos como las catequinas en el té verde, la curcumina en la cúrcuma, el gingerol en el jengibre, la capsaicina en los pimientos rojos y más. Tienen propiedades antiinflamatorias. Otros fitoquímicos con este potencial incluyen el ácido elágico del clavo, el ácido ferúlico del hinojo, la mostaza y las semillas de sésamo, la apigenina del cilantro y el perejil o el ácido betulínico del romero.

# ¡Un regalo para ti!

Siempre pensé como escritora que un libro tenía que terminar de las mejores de las formas.

Entonces para que este libro sea el inicio de una nueva vida para ti quería regalarte un E-book para pasar de la teoría à la práctica.

En este E-book encontraras un guía de 14 días de recetas antiinflamatorias, con un plan alimenticio de 14 días y una lista de compras.

Podrás descargar con este enlace o QR código el libro en formato E-book.

http://tiny.cc/oliviaderojas

# Conclusión

La inflamación ayuda al cuerpo a combatir las enfermedades y puede protegerte de cualquier daño. En la mayoría de los casos, es una parte necesaria del proceso de curación.

Sin embargo, algunas personas tienen una condición médica en la que el sistema inmunitario no funciona correctamente. Este mal funcionamiento puede provocar una inflamación persistente o recurrente de bajo nivel.

La inflamación crónica se produce en una variedad de enfermedades, como la psoriasis, la artritis reumatoide y el asma. Existe evidencia de que las elecciones dietéticas pueden ayudar a controlar los síntomas.

Las dietas antiinflamatorias favorecen las frutas y verduras, los alimentos que contienen ácidos grasos omega-3, los cereales integrales, las proteínas magras, las grasas saludables y las especias. También recomiendan limitar el consumo de alimentos procesados, carnes rojas y alcohol.

Una dieta antiinflamatoria no es un régimen específico, sino una forma de comer. La dieta mediterránea y la dieta DASH son ejemplos de dietas antiinflamatorias.

Hay alimentos que tienen ingredientes que pueden desencadenar o empeorar la inflamación. Los alimentos con azúcar o procesados pueden hacer esto, mientras que los alimentos frescos y enteros tienen menos probabilidades de provocar ese efecto.

La dieta antiinflamatoria está centrada en frutas y verduras frescas. Hay muchos alimentos vegetales que tienen muchos antioxidantes, pero, algunos alimentos pueden llevar a la formación de radicales libres. Por ejemplo, los alimentos fritos en aceite de cocina que se ha calentado varias veces.

Los antioxidantes dietéticos tienen moléculas en alimentos que ayudan en la eliminación de radicales libres del cuerpo. Los radicales libres son subproductos naturales de ciertos procesos del cuerpo, incluido el metabolismo. Pero, los factores externos como estrés y tabaquismo pueden aumentar los radicales libres del organismo.

Los radicales libres pueden causar daño celular. Este daño aumenta el riesgo de inflamación y puede conducir a una variedad de enfermedades.

El cuerpo produce algunos antioxidantes para ayudarlo a deshacerse de estas toxinas, pero los antioxidantes dietéticos también pueden ayudar.

Las dietas antiinflamatorias favorecen los alimentos ricos en antioxidantes sobre los alimentos que aumentan la producción de radicales libres.

Los ácidos grasos omega-3 que se encuentran en el pescado azul pueden ayudar a reducir los niveles de proteínas inflamatorias en el cuerpo. La fibra también puede tener este efecto, según la Arthritis Foundation.

Muchas dietas populares ya se adhieren a los principios antiinflamatorios.

Por ejemplo, tanto la dieta mediterránea como la dieta DASH incluyen frutas y verduras frescas, pescado, cereales integrales y grasas saludables para el corazón.

La inflamación parece jugar un papel en la enfermedad cardiovascular, pero la investigación sugiere que una dieta mediterránea que se centre en alimentos vegetales y aceites saludables puede reducir los efectos de la inflamación en el sistema cardiovascular.

¿A quién puede ayudar?

Una dieta antiinflamatoria puede servir como terapia complementaria para muchas enfermedades que se ven exacerbadas por la inflamación crónica.

La inflamación está involucrada en las siguientes enfermedades:

- Soriasis
- Artritis reumatoide
- Asma
- Enfermedad de Crohn
- Colitis
- Lupus
- Enfermedad inflamatoria intestinal
- Síndrome metabólico

- Tiroiditis de Hashimoto

El síndrome metabólico se refiere a un grupo de trastornos que a menudo ocurren juntos, como la diabetes tipo 2, la obesidad, la hipertensión y las enfermedades cardiovasculares.

Los científicos creen que la inflamación desempeña un papel en todos estos trastornos, por lo que una dieta antiinflamatoria puede ayudar a mejorar la salud de las personas con síndrome metabólico.

Seguir una dieta rica en antioxidantes también puede ayudar a reducir el riesgo de ciertos tipos de cáncer.

Recordemos los alimentos que puedes comer. Ten en cuenta que una dieta antiinflamatoria debe combinar una variedad de alimentos que:

- son ricos en nutrientes,
- brindan una gama de antioxidantes,
- tienen grasas sanas.

Los alimentos que ayudan a controlar la inflamación incluyen:

- Atún, salmón y pescado azul.
- Arándanos, frutas, fresas, moras y cerezas.
- Verduras como col rizada, brócolis o espinacas.
- Nueces y semillas.
- Frijoles.
- Aceite de oliva y aceitunas.
- Fibra.

Recuerda que las verduras deben estar crudas o medio cocidas. Come legumbres como las lentejas, especias como la cúrcuma y el jengibre, probióticos y prebióticos. Además, debes tomar té y algunas hierbas.

No olvides que:

Ningún alimento por sí solo puede mejorar la salud de una persona. Es importante incluir una variedad de ingredientes saludables en tu dieta.

Los ingredientes frescos y simples son los mejores. El procesamiento puede cambiar el contenido nutricional de los alimentos.

Las personas deben revisar las etiquetas de los alimentos preparados. Por ejemplo, mientras que el cacao es una buena opción, los productos que contienen cacao a menudo también contienen azúcar y grasa.

Los coloridos platos proporcionarán una variedad de antioxidantes y otros nutrientes. Asegúrate de cambiar el color de las frutas y verduras.

Asimismo, hay alimentos que tienes que evitar.

Las personas que tienen una dieta antiinflamatoria tienen que evitar o limitar el consumo de:

- Alimentos procesados.
- Alimentos que tengan sal o azúcar añadida.
- Aceites no sanos.

- Carbohidratos procesados que están en el pan blanco, la pasta blanca y en muchos productos horneados.
- Bocadillos procesados como galletas saladas o papas fritas.
- Alcohol en exceso.
- Postres prefabricados como dulces, helados o galletas.


También sería bueno que no consumieras:

- Gluten: algunas personas experimentan reacciones inflamatorias cuando comen gluten. Una dieta sin gluten puede ser restrictiva y no apta para todo el mundo. Sin embargo, si una persona sospecha que el gluten está causando síntomas, puede considerar eliminarlo por un tiempo para ver si sus síntomas mejoran.
- Hierba mora: las solanáceas, como los tomates, las berenjenas, los pimientos y las papas, parecen desencadenar brotes en algunas personas con inflamación. La evidencia de este efecto es limitada, pero una persona puede intentar eliminar la solanácea de su dieta durante 2 a 3 semanas para ver si sus síntomas mejoran.
- Carbohidratos: los estudios sugieren que las dietas altas en carbohidratos pueden promover la inflamación en algunas personas, incluso

cuando los carbohidratos son saludables. Sin embargo, algunos alimentos ricos en carbohidratos, como las batatas y los cereales integrales, son excelentes fuentes de antioxidantes y otros nutrientes.

¿Puede una dieta vegetariana reducir la inflamación?

Una dieta vegetariana puede ser una opción para aquellos que buscan reducir la inflamación. Los autores de la revisión de 2019 de este libre analizaron datos de 40 estudios. Concluyeron que los vegetarianos pueden tener niveles más bajos de varios marcadores inflamatorios

Los datos de 2017 provinieron de 268 personas que seguían una dieta vegana, ovolactovegetariana o no vegetariana. Los hallazgos sugieren que consumir productos de origen animal puede aumentar el riesgo de inflamación sistémica y resistencia a la insulina.

A principios de 2014, se sugirió que los niveles más bajos de inflamación podían ser el principal beneficio de una dieta vegana.

# Consejos para la dieta antiinflamatoria

La transición a una nueva forma de comer puede ser un desafío, pero los siguientes consejos pueden ayudar:

- Elige entre una variedad de frutas, verduras y snacks saludables durante tus compras semanales.
- Reemplaza gradualmente la comida rápida con almuerzos caseros saludables.
- Reemplaza los refrescos y otras bebidas azucaradas con agua mineral sin gas o con gas.
- Habla con un profesional de la salud sobre suplementos como el aceite de hígado de bacalao o las multivitaminas.
- Incorpora 30 minutos de ejercicio moderado a tu rutina.
- Practica una buena higiene del sueño, ya que dormir mal puede aumentar la inflamación.

¿Pueden los suplementos ayudar a reducir la inflamación?

Una dieta antiinflamatoria puede ayudar a reducir la inflamación y mejorar los síntomas de algunas afecciones de salud comunes, como la artritis reumatoide.

No existe una dieta antiinflamatoria única, pero una que incluya muchas frutas y verduras frescas, granos integrales y grasas saludables puede ayudar a controlar la inflamación.

Cualquier persona con un problema de salud crónico que implique inflamación debe consultar a un profesional de la salud sobre las opciones dietéticas que son mejores para ella.

# ¿Disfrutaste de la lectura de este libro?

Si llegaste hasta aquí, te agradezco el recorrido y espero que te haya funcionado todo lo que compartí contigo, si lo deseas, me puedes dejar una reseña y 5 estrellas, me servirá para seguir preparando material y llevarlo a ti.

Para dejar una reseña en Amazon, puedes hacerlo copiando/reescribiendo este link o directamente con el QR código.

https://www.amazon.es/dp/B0B7XBPPLF

¡Gracias por tomarte el tiempo y apoyar mi trabajo!

Tu reseña realmente hace una gran diferencia para mí.

Olivia De Rojas

# Página de recursos

- Carballo-Casla, A., García-Esquinas, E., Lopez-Garcia, E., Donat-Vargas, C., Banegas, J.R., Rodríguez-Artalejo, F., Ortolá, R. 2022. The inflammatory potential of diet and pain incidence: a cohort study in older adults. The Journals of Gerontology: Series A, glac103, DOI: 10.1093/gerona/glac103.

- Michels da Silva D, Langer H, Graf T. Vías inflamatorias y moleculares en insuficiencia cardíaca-isquemia, HFpEF y amiloidosis cardíaca transtiretina. Int J Mol Sci. 10 de mayo de 2019; 20(9) [Artículo gratuito de PMC] [PubMed]

- Obón-Santacana, M.; Romaguera, D.; Gracia-Lavedan, E.; Molinuevo, A.; Molina-Montes, E.; Shivappa, N.; Hebert, J.R.; Tardón, A.; Castaño-Vinyals, G.; Moratalla, F.; Guinó, E.; Marcos-Gragera, R.; Azpiri, M.; Gil, L.; Olmedo-Requena, R.; Lozano-Lorca, M.; Alguacil, J.; Fernández-Villa, T.; Martín, V.; Molina, A.J.; Ederra, M.; Moreno-Iribas, C.; Pérez, B.; Aragonés, N.; Castello, A.; Huerta, J.M.; Dierssen-Sotos, T.; Gómez-Acebo, I.; Molina-Barceló, A.; Pollán, M.; Kogevinas, M.; Moreno, V.; Amiano, P. Dietary Inflammatory Index, Dietary Non-Enzymatic Antioxidant Capacity, and Colorectal and

Breast Cancer Risk (MCC-Spain Study). Nutrientes 2019, 11, 1406. https://doi.org/10.3390/nu11061406

- ZEB1 promotes inflammation and progression towards inflammation-driven carcinoma through repression of the DNA repair glycosylase MPG in epithelial cells

- Shalapour S, Karin M. Inmunidad, inflamación y cáncer: una eterna lucha entre el bien y el mal. J Clin Invest 2015; 125:3347–55. doi:10.1172/JCI80007

- CrossRefPubMedGoogle Académico Grupo de trabajo del Colegio Americano de Gastroenterología sobre el síndrome del intestino irritable. Brandt L.J., Chey W.D., Foxx-Orenstein A.E., Schiller L.R., Schoenfeld P.S., Spiegel B.M., Talley N.J., Quigley E.M. Una declaración de posición basada en la evidencia sobre el manejo del síndrome del intestino irritable. Am. J. Gastroenterol. 2009; 104 (Supl.1): S1–S35. doi: 10.1038/ajg.2008.122.

- Abigail Marsh, Enid M Eslick, Guy D Eslick ¿Una dieta baja en FODMAP reduce los síntomas asociados con los trastornos gastrointestinales funcionales? Una revisión sistemática exhaustiva y un metaanálisis.

- Evidence-Based Guideline of the German Nutrition Society: Carbohydrate Intake and

Prevention of Nutrition-Related Diseases https://www.karger.com/Article/FullText/3353 26#

- Bukhamseen, F., Novotny, L. (2014) "Artificial sweeteners and sugar substitutes - some properties and potential health benefits and risks". Research Journal of Pharmaceutical, Biological and Chemical Sciences.

- Modi, S.V., Borges, V.J. (2005) "Artificial Sweeteners: Boon or Bane?". International Journal of Diabetes in Developing Countries.

- The Canadian Diabetes Association (2018) "Sugars and Sweeteners". The Canadian Diabetes Association.

- Mateos A, Perote A. Genes, ciencia y dieta: lecciones sobre evolución humana. Madrid: Instituto Tomás Pascual, Centro Nacional de Investigación sobre la Evolución Humana; 201. Disponible en https://mon.uvic.cat/tlc/ files/2012/07/libro_genes_ciencia_dieta.pd

- M. N. Ballesteros-Vásquez, L. S. Valenzuela-Calvillo, E. Artalejo-Ochoa y A. E. Robles-Sardin. Ácidos grasos trans: un análisis del efecto de su consumo en la salud humana, regulación del contenido en alimentos y alternativas para disminuirlos 0. lomo 1-2012: lomo 3/09 (isciii.es)

- Alejandro Ríos-Hoyo, María J. Cortés, Huguette Ríos-Ontiveros, Eduardo Meaney, Guillermo Ceballos y Gabriela Gutiérrez-Salmeán Obesidad, síndrome metabólico y enfoques terapéuticos dietéticos con un enfoque especial en nutracéuticos (polifenoles): una mini revisión

www.ingramcontent.com/pod-product-compliance
Lightning Source LLC
Chambersburg PA
CBHW060501030426
42337CB00015B/1688